天津市科普重点项目资助

漫"话"老年眼病

荣誉主编　李筱荣　季　健

主　　编　邢小丽

副 主 编　刘巨平

U0253702

天津出版传媒集团

天津科学技术出版社

本书配有智能阅读助手，帮你实现

"时间花得少，老年眼病防治知识
阅读效果好"

▶ 建议配合二维码一起使用本书 ◀

我们为本书特配了智能阅读助手，可以为你提供本书配套的读者权益，帮助你提高阅读效率、提升阅读体验。

针对本书，你可能会获得以下读者权益：

★ **线上交流群** 入群与同读本书的读者交流阅读体验和实践收获。
★ **本书电子书** 老年眼病防治知识随身携带，打开手机就能读。
★ **专 家 问 答** 在线向本书作者提问，马上获得专业权威解答。
★ **养生知识音频** 每天听优质精品内容，随时获取养生保健知识。

另外，还为你精心配置了一些辅助你更好地阅读本书的读书工具与服务，比如，阅读打卡、读书卡片等。

阅读助手，助你高效阅读本书，让读书事半功倍!

图书在版编目(CIP)数据

漫 "话" 老年眼病 / 邢小丽主编 . -- 天津 : 天津
科学技术出版社, 2020.4（2021.6重印）

ISBN 978-7-5576-7507-3

Ⅰ.①漫… Ⅱ.①邢… Ⅲ.①老年病-眼病-防治

Ⅳ.①R77

中国版本图书馆 CIP 数据核字(2020)第 048999 号

漫 "话" 老年眼病

MANHUA LAONIAN YANBING

责任编辑：张建锋　胡艳杰

绘　　画：魏忠良

出　　版：天津出版传媒集团
天津科学技术出版社

地　　址：天津市西康路 35 号

邮　　编：300051

电　　话：(022) 23332695

网　　址：www.tjkjcbs.com.cn

发　　行：新华书店经销

印　　刷：北京兴星伟业印刷有限公司

开本 787×1092　1/32　印张 4.25　字数　100 000

2021 年 6 月第 1 版第 2 次印刷

定价：45.00 元

序　言

作为临床医生的我们，每天都会遇到大量的前来就医的患者，这些患者中有一大部分人非常渴望我们能够有更多的时间，跟他们解释疾病形成的原因和患病后应该如何保健，但是由于门诊时间紧促，我们并没有更多的时间去解释这些，所以平时的医学科学普及工作就显得尤为重要。

我们既有责任为患者减轻病痛，又有义务去普及健康知识。目前，市场上有很多医学类的科普图书，这些图书种类繁杂、作者水平参差不齐，使得老百姓"傻傻分不清楚"，有时候还会误导读者，为疾病的诊治带来不便。所以国家非常重视科普工作的必要性和规范性，为此，第九届全国人民代表大会常务委员会审议通过了《中华人民共和国科学技术普及法》，目的就是希望通过法律的形式规范科普活动，为科普事业的蓬勃发展提供强有力保障。

在眼科疾病的科普活动中，我们发现有很大一部分人是老年人，他们非常渴望有更多的机会，了解眼部疾病和眼部的保健知识。因此，我们特别为老年人编写了这本语言浅显、图文并茂的眼部疾病科普书，目的就是帮助老年人进一步认识眼睛、眼睛的构造、眼部的常见疾病以及眼部疾病的症状、病因、预防、治疗等知识，解答患者的疑惑。本书中涉及的眼部疾病包括白内障、青光眼、干眼症、糖尿病视网膜病变、飞蚊症、视网膜血管阻塞等。

本书的编写和出版，是编写团队和出版社共同努力的结果，但由于编写时间仓促，书中难免会有纰漏或错误，所以在此特向广大读者表示歉意，也希望读者和同仁能够不吝赐教，以便我们再版时修改和完善。

最后，希望本书的出版能为广大老年人带来福音！

2020 年 1 月 30 日

目　　录

微信扫码，添加本书
智 能 阅 读 助 手
帮助您提高本书阅读效率

第一章　来看看我们的眼睛

导　读

在源远流长的中华文化中，描写眼睛的词汇远比其他器官要多得多，如一汪秋水、明眸善睐、巧笑倩兮、美目盼兮……这些成语的存在表明，自古而今，眼睛的重要性都是无须多言的。它不仅仅是心灵的窗户，更是人类感官中最精妙、最重要的感觉器官。

在我们的大脑中，大约有 80%的信息都是通过眼睛获取的，眼睛可以帮助我们识别明暗、分辨美丑。另外，在人与人的日常交流中，我们还可以通过眼神的交流传达一些微妙的感情变化，达到"不言自明"的效果。

与此同时，眼睛也是人体最脆弱的部分之一，非常微小的病理改变都可能导致视力下降甚至失明。因此，对眼睛的重视和保护就显得尤为重要。

第一节　眼睛有哪些结构?

人的眼睛近似球形，它是由眼球、视路及眼附属器 3 部分组成的（图 1-1）。

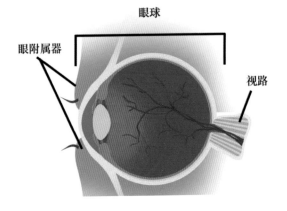

图 1-1　眼睛的组成

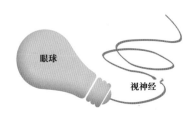

图 1-2　视神经就像电线之于灯泡

　　眼球是采集和形成图像的主要结构，但是形成的图像是怎么使人感受到呢？为什么有的人眼球看上去好好的，却看不见东西呢？

　　眼睛感受到的信息经视路传到大脑。如果把眼球比喻成灯泡，那么眼睑等附属器就是灯座和灯架，视路就是电线。如果电线坏了，就算灯泡再好，也不可能发光（图 1-2）。

眼球分为眼球壁和眼内容物两部分。眼球壁也分为两部分，就是俗话讲的黑眼球和眼白。

黑眼球的最外面是一层无色透明的角膜，透过角膜可以看到眼球内部的虹膜，黑眼球的颜色其实就是虹膜的颜色。亚洲人的虹膜颜色一般为黑色或深棕色。之所以外国人的眼睛有蓝有绿，就是因为他们的虹膜颜色与我们不同。

眼白是指黑眼球后面的白色部分。从外到内分别是结膜、巩膜、脉络膜和视网膜。巩膜是一层相对质硬的结构，对眼球起保护和营养作用。巩膜是白的，眼白就是巩膜的颜色。巩膜表面还有一层颜色透明的结膜。巩膜里面是脉络膜，脉络膜上面有许多色素，这些色素就像照相机的暗房一样，可使眼球里面保持黑暗，以免透过周围光线而影响视觉，还可为视网膜提供营养。最内侧是视网膜。视网膜上面有许多感光细胞，它们可感受光的刺激，把光信号转换为电信号。

照相机在拍摄时，摄影师会根据光线的明暗调整光圈，以控制进光量从而保证成像的清晰。在我们的眼球内部也有类似的调节结构，这个结构就叫作瞳孔。瞳孔是存在于虹膜中央的一个小圆孔。当光线太强时，瞳孔会自动缩小，以防止过多的光线进入眼内；而当光线太弱时，瞳孔则会放大，以尽量多地收集光线。

人的眼睛除了有眼球壁和眼内容物外，还有一些附属器，它们分别是眼睑、结膜、泪器、睫毛、眼外肌和眼眶（图1-3）。

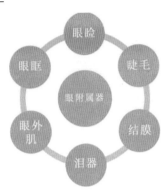

图 1-3 眼附属器的组成

眼附属器虽然不直接参与视觉形成，但也是维持人正常视功能不可缺少的部分。比如眼球为什么会转动呢？就是因为眼球表面附着的眼外肌可以使眼球运动。眼眶、眼睑、睫毛起保护眼球的作用（表 1-1，图 1-4）。

表 1-1 眼附属器及功能

眼附属器	功 能
眼睑	防止异物对眼球的伤害。当有强烈光线照射眼睛时，眼睑也会关闭，以防止强光对眼底的损害
睫毛	阻挡外界异物
结膜	湿润角膜，维持其透明性，防止眼内感染和异物侵犯
泪器	分泌排泄泪液
眼外肌	司眼球运动
眼眶	容纳、保护眼球

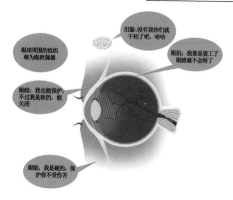

图 1-4 眼附属器的功能

第二节 眼睛为什么能看见东西？

人的眼睛就像是一台全自动的数码相机，具有变焦镜头、可变光圈，以及能将光信号转变成电信号供大脑识别的系统（图 1-5）。

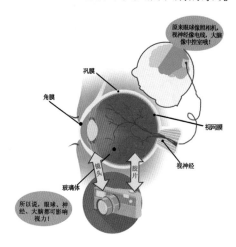

图 1-5 眼睛就像照相机

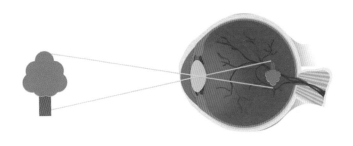

图 1-6 眼睛看到的图像

当你看到上图左侧的图片时，你可以很轻松地说出："这是一棵树"（图 1-6）。但是你有没有想过，我们看到东西时是经过了怎样的过程才能得出物像的呢。

树反射的光线到达人眼，最先需要通过的是前表面的角膜。角膜就像一个接近半球形的"玻璃盖子"，在保证光线通过的同时，还能保护眼睛的内容物。之后，光线继续穿行，经过充满于"玻璃盖子"的透明液体——房水后，就到了富有弹性的，类似于放大镜镜片的晶状体。光线穿过晶状体后，再穿过眼球中最主要的填充物——透明胶冻状的玻璃体。最后，光线到达了终点——视网膜。

看到这里，您可能会有疑问：光线为什么需要经过这么多结构才能到视网膜，被我们看到呢？不能简略一点吗？事实上，光线只有在这一次小小的旅程中，经过每一站的折射，最终才能准确聚焦在视网膜上，形成图像。

我们的眼睛之所以能看到东西，起主要作用的就是屈光系统。其中最重要的屈光结构是一个富有弹性的椭圆形球体——晶状体，在晶状体的外侧有一圈结实的、不透光的虹膜，光线通过虹膜正中的瞳孔

6

进入眼内，虹膜会自动根据光线强弱，调节瞳孔的大小，使光线经过晶状体；晶状体经过自动调节，能够将光线准确地聚焦在视网膜上，形成倒立的图像。视网膜上有感应色彩的锥状细胞和感应黑白颜色的杆状细胞，不同细胞使得我们无论身处明处还是暗处，都能清楚地看到物体。视网膜上又有无数的感光细胞，它们就像一个个小小的编码员一样每天辛勤地工作，把光信号转换为电信号，这样才能让大脑识别光线信息，最终形成视觉。这些视觉细胞又将影像信号通过视神经传达到大脑，大脑会再将倒立的影像信号，自动转换为正立的影像，至此，这就是我们看到的世界了。

第三节　为什么眼睛会有不同的颜色？

眼睛的颜色实际上就是虹膜的颜色，虹膜中存在着色素。

色素量多，就形成了"黑眼睛"；稍微少一些的，就成为"褐色眼睛"；色素再少的就是其他颜色的眼睛。黄种人和黑种人大多是黑色的眼睛；白种人的眼睛则有好几种颜色，如蓝色、绿色、褐色、灰色、黄色等。

那么眼睛有不同颜色的原因就很明了了，因为每个人虹膜的色素含量不同。

（史学军　石宛麟）

第二章　白内障

导　读

——"看什么东西都模糊，就像眼前挡了一层白纱，有种雾里看花的感觉，这是怎么回事呢？"

——"我看月亮怎么是好几个，一串串的呢？"

——"年纪大了，已经戴花镜很多年了，怎么最近不用戴花镜了？可是远处的东西为什么又看不清楚了呢？"

以上的种种表现提示，这很可能就是患上了白内障。

白内障是一种最为常见的致盲眼病，70岁以上发病率几乎为100%。据世界卫生组织统计，目前全世界有1 500万白内障致盲患者，而我国有500万以上的白内障患者需要进行手术治疗。

第一节　什么是白内障？

由各种原因引起晶状体混浊从而出现视力下降，这种情况就称为白内障。

什么是晶状体？晶状体是眼内重要的屈光间质，位置在虹膜后、玻璃体前，具有汇聚光线的作用。其功能类似照相机的镜头，可以使光线聚焦，从而使我们拥有清晰的视力（图 2-1）。

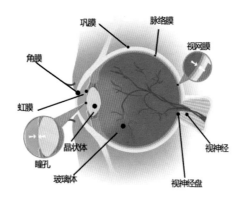

图 2-1　晶状体在眼中的位置

第二节　白内障是怎么得的呢？

任何影响眼内环境改变的因素，如老化、遗传、外伤、代谢异常及全身疾病都会影响晶状体代谢，从而引起白内障（图 2-2）。白内障是晶状体透明性及光学质量下降的退行性改变，发病机制很复杂，是机体内外多种因素长期作用的结果。

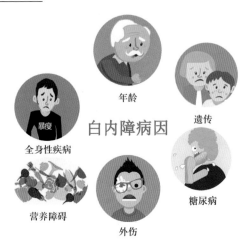

图 2-2　白内障病因

第三节　白内障有几种类型?

白内障分为以下类型，如表 2-1 所示。

表 2-1　白内障的类型

类型	特点
先天性白内障	出生时已存在。多与遗传因素或胎儿时期病毒感染、遗传等因素有关
年龄相关性白内障	由于长期紫外线损害及组织老化引起，最为常见
并发性白内障	眼部长期炎症或退行性改变所造成的晶状体营养障碍，如葡萄膜炎、青光眼、视网膜脱离、视网膜色素变性、高度近视等
外伤性白内障	眼球穿通伤、撞击伤、爆炸伤、化学烧伤或高热等均可引起晶状体混浊
后发性白内障	白内障摘除术后，残留皮质及晶状体囊膜再次引起混浊
代谢性白内障	多指因代谢障碍引起的晶状体混浊。其典型代表为糖尿病性白内障，是糖尿病常见的并发症

类型	特点
药物及中毒性白内障	长期应用或接触对晶状体有毒性作用的药物或化学药品而导致的晶状体混浊，常见的药物有糖皮质激素、氯丙嗪、缩瞳剂等，化学药品有三硝基甲苯、二硝基酚、萘和汞等

第四节　出现哪些情况可能是得了白内障？

一、视物模糊

白内障视物模糊出现的时间及发展的速度，与白内障类型及混浊部位有关。初期白内障可以在相当长的时间内，对视力没有明显的影响，甚至几十年都没有明显发展。随着病情的发展，晶状体混浊程度加重，才出现视力的逐渐衰退（图2-3）。

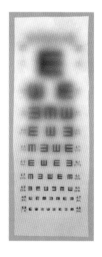

图2-3　白内障患者视物模糊

二、近视度数逐渐增加、老视度数逐渐减小

远视力下降，但花眼明显缓解，这种"返老还童"的现象也是白内障早期症状之一（图 2-4）。

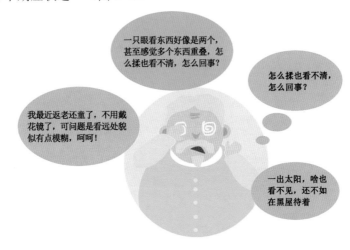

图 2-4　白内障的早期症状之一

三、视物敏感度下降

眼前总感觉朦朦胧胧，像有一层纱蒙着（图 2-5）。

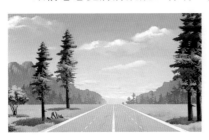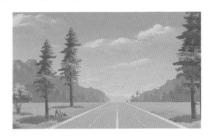

图 2-5　正常眼与白内障的视觉差异

四、单眼复视

一只眼看东西好像是重的，甚至感觉多个东西重叠，是由于晶状体产生散光所致（图2-6）。

五、强光下视力下降

强光下瞳孔变小，后囊下白内障时光线不能进入眼内，造成视力下降（图2-6）。

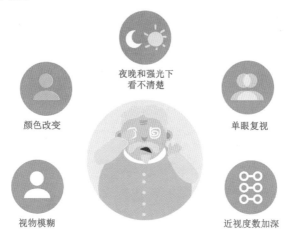

图2-6　白内障的常见表现

（王梦琦）

第五节　老年性白内障

　　老年性白内障是最为常见的白内障类型，又称为"年龄相关性白内障"。据统计，该病多见于 50 岁以上的中老年人，随着年龄的增加，其发病率逐渐增加。50～60 岁，发病率为 60%～70%，70 岁以上的发病率为 80%，80 岁以上的发病率几乎 100%（图 2-7）。

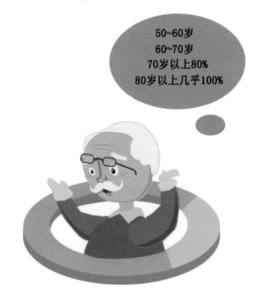

　　　　50～60岁
　　　　60～70岁
　　　70岁以上80%
　　80岁以上几乎100%

图 2-7　白内障发病率

　　老年性白内障是晶状体老化后的退行性改变（图 2-8），是多种因素长期作用的结果。其中氧化损伤作用是最重要的发病机制。此外，年龄、职业、紫外线辐射、糖尿病、高血压及营养状况等均是白内障的致病因素。在我国，由于西藏紫外线最强烈，因此西藏地区的白内障发病率最高。老年性白内障多为双眼发病，但发病有先后，其严重程度也可不一致。

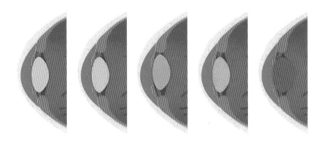

图2-8 晶状体老化过程

第六节 老年性白内障如何分型？

根据晶状体混浊发生的部位，可将老年性白内障分为3种类型：皮质性白内障、核性白内障、后囊下性白内障（表2-2）。事实上这3种类型并无严格区分，只是代表晶状体混浊以何部位为主导。因此，3种类型可单独存在，也可2种或3种同时出现。这3种类型中，核性白内障发展缓慢，随着核硬度逐渐增加，视力障碍越发明显。

白内障分为四个时期，即初发期、未熟期、成熟期和过熟期。在未熟期的膨胀期，晶状体体积略增大，前房变浅，可引起眼痛，甚至引发青光眼的急性发作（图2-9）。

表2-2　白内障的分型和分期

白内障分型	白内障分期
皮质性白内障 核性白内障 后囊下性白内障	初发期：一般视力正常，发展慢 未熟期：视力明显下降、重影等 成熟期：视力严重下降 过熟期：可引起眼疼等并发症

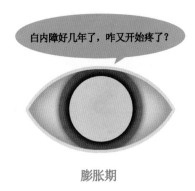

膨胀期

图2-9　白内障膨胀期可引起眼痛

第七节　白内障如何治疗？

白内障的治疗包括药物治疗及手术治疗。目前世界范围内有几十种白内障药物在临床上广泛应用，但药物的效果并不确切。目前白内障手术治疗是最主要、行之有效的治疗方式（图2-10）。

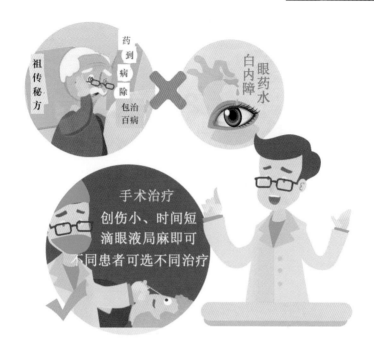

图 2-10 手术是治疗白内障的最主要手段

超声乳化白内障吸除术：应用超声能量，将混浊的晶状体核与皮质乳化粉碎后吸除，同时保留晶状体囊袋。超声乳化术是现今治疗白内障最主流的手术方式，手术在表面麻醉下进行，切口仅 2～3 mm，且无须缝线。具有组织损伤小、手术时间短、视力恢复快、感染风险低、角膜散光小等优点（图 2-11）。

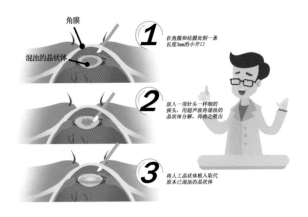

角膜

混浊的晶状体

1 在角膜和结膜处割一条
长度3mm的小开口

2 放入一项针头一样细的
探头，用超声波将混浊的
晶状体分解，再将之吸出

3 将人工晶状体植入取代
原本已混浊的晶状体

图 2-11　白内障手术——超声乳化吸除术

（田　芳）

第八节　白内障手术注意事项

因为白内障手术后，患者视力的恢复情况主要取决于眼底的条件，所以在术前需排除其他合并眼病，如青光眼、黄斑变性、糖尿病性视网膜病变及眼底出血等。另外，还要进行泪道冲洗以确定泪道是否通畅。

当确诊白内障需要进行手术治疗时，需在术前为患者进行一些特殊检查，用来计算将来要植入眼内的人工晶状体度数和评估患者对白内障手术的耐受性。

老年性白内障的患者人群多为 60 岁以上的老年人，这些老年人往往会有一些慢性内科疾病，如高血压、心脏病、糖尿病等。所以，术前必须进行血常规、尿常规、血糖、凝血功能、肝肾功能以及心电图、胸片等全身检查，以保证患者手术过程中的安全（图 2-12）。特别是对于合并糖尿病的患者，仅仅检查空腹血糖是不够的，还需检查其糖化血红蛋白，了解其近几个月的血糖平均水平。如果血糖高于手术标准，则应先积极控制血糖，待稳定后再行手术治疗。

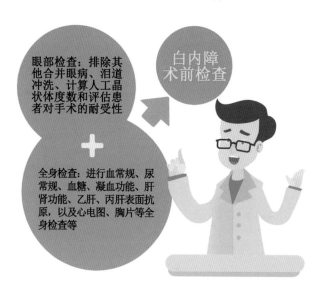

白内障术前检查

眼部检查：排除其他合并眼病、泪道冲洗、计算人工晶状体度数和评估患者对手术的耐受性

全身检查：进行血常规、尿常规、血糖、凝血功能、肝肾功能、乙肝、丙肝表面抗原，以及心电图、胸片等全身检查等

图 2-12　白内障术前检查注意事项

第九节　什么是人工晶状体？

白内障摘除后晶状体没有了，这时候的眼睛就像照相机缺少一组镜头，必然看不清东西。怎么办呢？于是人们发明了人工晶状体，好比眼内眼镜，来代替摘除的晶状体（图 2-13）。

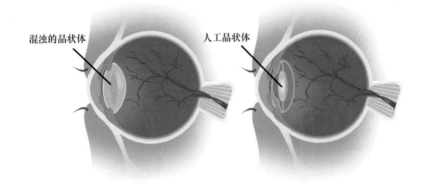

混浊的晶状体　　　人工晶状体

图 2-13　人工晶状体

第十节　人工晶状体有几种?

人工晶状体的分类如图 2-14。

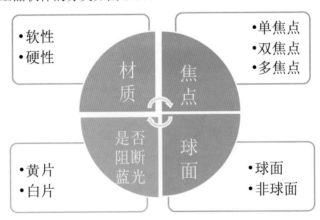

材质
・软性
・硬性

焦点
・单焦点
・双焦点
・多焦点

是否阻断蓝光
・黄片
・白片

球面
・球面
・非球面

图 2-14　人工晶状体的分类

第十一节 装了人工晶状体还用戴花镜吗?

 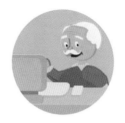

普通人工晶状体　　　　老视矫正人工晶状体

图2-15 不同人工晶状体效果

老视矫正型人工晶状体(图 2-15)可分为可调节型人工晶状体及多焦点人工晶状体。可调节人工晶状体模拟自然晶状体在眼内的调节机制,实现调节作用。但其调节幅度有限,仅为1.0~2.0 D,往往不能充分满足患者术后视近需求,且其调节作用往往会随着时间的推移而减弱。

第十二节 白内障术后为何又长白内障?

白内障摘除后,为了便于放置人工晶体会保留晶状体囊袋。如果囊袋变混浊,就像又长了白内障一样,看东西模糊,这种症状被称为"后发性白内障"(图2-16)。

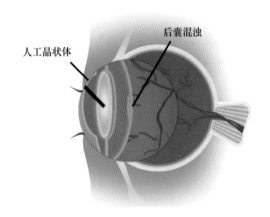

人工晶状体

后囊混浊

图 2-16　后发性白内障

后发性白内障与患者年龄、白内障类型及人工晶状体材质密切相关。后发性白内障的发生率随着患者年龄的增加而逐渐降低。儿童的后发性白内障的发病率几乎为 100%。

白内障术后再次出现视力下降，应进行详细眼科检查以排除其他眼部疾病。

对于明显影响视力的后发性白内障，可在门诊行激光后囊膜切开术。此治疗为无创性操作，简单、快速、有效，是治疗后发性白内障的最佳方法（图 2-17、2-18）。

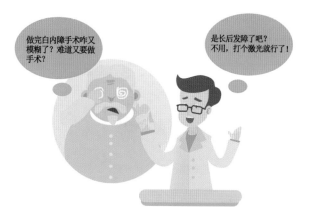

图 2-17 后发性白内障的激光治疗

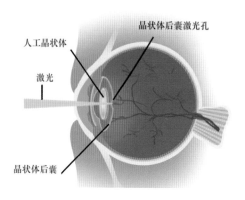

图 2-18 后发性白内障激光治疗原理

23

第十三节 如何预防老年性白内障？

预防白内障的注意事项：保证营养均衡、避免强光及紫外线、控制糖尿病等基础疾病（图 2-19）。

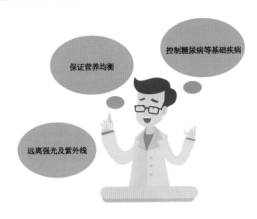

图 2-19 预防白内障的注意事项

（梁景黎）

第三章 青光眼

导　读

——"孩子，我头痛得厉害！""啊！脑出血了吧？咱快去神经科！"

——"我没觉得眼疼啊，怎么就是青光眼了呢？"

青光眼是一种复杂的疾病，表现多种多样，其表现还和其他很多疾病有相似之处，易被误诊和漏诊，从而耽误治疗。

第一节　什么是青光眼？

根据世界卫生组织的报告：青光眼已成为世界第一位不可逆的致盲眼病。全球有青光眼患者近 6 700 万，其中有近十分之一的患者最终因青光眼而失明。据世界卫生组织预测，至 2020 年，全球青光眼患者人数将达到 7 960 万，其中 1 120 万人最终可能发展为双眼盲。中国的患病率约为千分之五，到了 2020 年，中国地区青光眼患者约 2 100 万（图 3-1）。

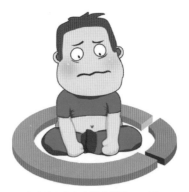

全球估计有青光眼患者近7960万，
其中1120万人最终可能发展为双眼盲

图3-1　青光眼患病人数众多

尽管有如此多的青光眼患者，并因此而失明，但仍有很多人对青光眼一无所知。

第二节　眼压是怎么回事？

眼球类似于一个密闭的"容器"，其中"进水管"在不断进水（房水生成），同时"排水管"不断排水（房水排出）。正常情况下，只有进水与出水保持一种动态平衡，才能维持"容器"内压力的正常。

如果进水管进水过多或排水管堵塞，则"容器"内压力增高，也就是眼压升高。眼压升高到一定程度，就会压迫视神经，引起视神经损害，导致青光眼（图3-2）。

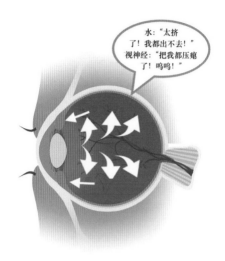

图 3-2　眼压升高引起视神经损害

第三节　眼压多少属于不正常？

一般情况下，眼压正常值为 10～21 mmHg（1 mmHg=0.133 kPa），但是这里注意不能机械地把眼压超过 21 mmHg 认为是病理值。

有一部分人虽然眼压高于正常值，但没有出现眼底改变，称为高眼压症。还有一部分人眼压虽然在正常值范围内，但出现了视神经损伤，称为正常眼压性青光眼（图 3-3）。

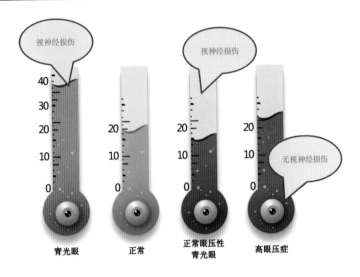

图 3-3　眼压高≠青光眼

第四节　眼压为什么每次都不一样？

眼压波动：眼压和血压一样，不是固定不变的，一天内眼压会有波动，有时偏高，有时偏低（图 3-4）。但是一天之内的差值不能超过 8 mmHg。双眼眼压差不应当超过 5 mmHg。

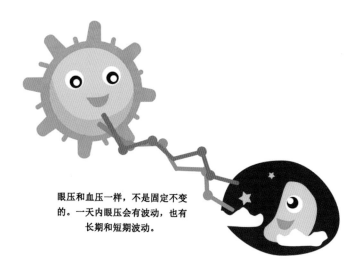

眼压和血压一样，不是固定不变的。一天内眼压会有波动，也有长期和短期波动。

图 3-4　眼压的波动

（吕瀛娟）

第五节　什么是视野？

视野就是俗话说的"余光"，正常情况下，眼睛向前看，头和眼睛都不动时，我们也能感觉到周围的事物，这就是视野。当我们的视野变小或者有缺损时，生活会受到影响（图 3-5）。比如骑车时看不到旁边的车，下楼梯时看不到楼梯，甚至倒水都会洒出来。有的人视力达到 1.0，但视野非常小，也是会严重影响生活的。青光眼患者视野早期损害是不易被察觉的，只能通过仪器检查才能发现。发现视野损害时常常已是中晚期了！

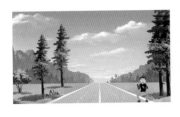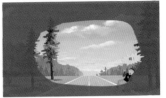

图 3-5 青光眼患者视野小

第六节 青光眼分为哪些类型?

青光眼的分型如图 3-6 所示。

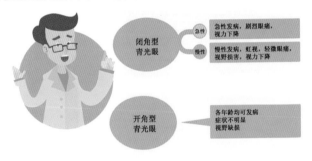

图 3-6 青光眼的分型

第七节 哪些表现提示患了青光眼?

首先需要提示的是部分青光眼患者没有任何感觉,直至疾病晚期。

一、眼疼

眼压升高到一定程度会使三叉神经末梢受到刺激,反射性地引起三叉神经分布区域的疼痛，患者常感到有偏头痛和眼睛胀痛。急性闭角型青光眼急性发作时，患者会感到剧烈头痛，甚至怀疑得了脑出血，以致常常到神经科去就诊。有时头痛还可伴有恶心、呕吐（图 3-7），以为得了胃肠炎，然后到消化科去就诊。但有些慢性青光眼患者即使眼压很高，仍感觉不是很明显，这一方面和个体耐受程度有关，另一方面也可能是缓慢眼压升高不会导致任何疼痛感。

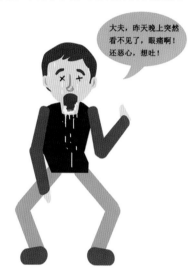

图 3-7　急性眼压升高可引起胃肠道症状

二、虹视

眼压中等程度升高时可引起虹视，这时看灯泡或者路灯，灯周围会有五彩缤纷的晕圈，就像是个大彩虹球，眼压降低后消失（图 3-8）。这是由于眼压上升，角膜水肿而造成角膜折光改变所致。但不是所有的虹视都是由于青光眼引起的，白内障也可引起虹视，但这种虹视不会短期内或有或无。

图 3-8　虹视

三、视野缺损

患者会感到看东西时眼睛上方或下方某一块模糊，模糊范围逐渐增大，可导致一半看不见，然后发展成只能看见眼前中间的事物，周围看不到（图 3-9）。

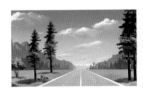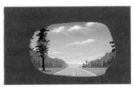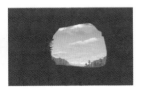

图 3-9　正常视野和青光眼视野，患者视野逐渐缩小

四、视力下降

有的患者看近处（比如包饺子、看账目等）时间久了，就觉得模糊不清（图 3-10）。有的患者常感觉下楼时看不见台阶，看东西白茫茫一片，这就是晚期患者视神经损伤的表现。有的患者甚至一只眼失明了才发现已患病。

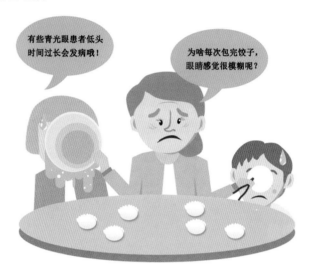

图 3-10 青光眼患者低头时间长会引起眼压升高

五、情绪激动或在暗处停留过久之后有眼胀、头痛等不适表现

如看电影、电视或在暗室工作久了，便会眼胀、头痛、视物模糊，眼前如同有一层云雾，这就是闭角型青光眼的早期症状。

（刘爱华）

第八节　青光眼要做哪些检查?

一、视力

首先要检查视力。对青光眼患者来说,有相当长的时间视力是正常的。如果视力下降,就要找出原因,比如是否有屈光不正、白内障等。

二、测眼压

不管是药物治疗,还是手术或激光治疗都需要定期测眼压。只有眼压控制好了,才能控制病情的进展。有的患者常常自己判断眼压,觉得不高就不去医院或者自行停药,这是非常危险的。因为我们的感觉不可能那么灵敏,只有眼压较高或者波动较大时我们才能感觉到变化。

三、房角

有的患者经常会问:"我是开角的还是闭角的青光眼?"想要区分开角型还是闭角型青光眼,首先要看患者的房角情况。那么,什么是房角呢?

用最通俗的话来讲,房角就是眼睛的"下水道",当这个下水道阻塞时,眼压就会升高。前面讲过,眼睛分泌的房水是维持眼球形状的重要因素,房水的生成和排出必须维持平衡。而房水排出的通道,就被我们称为"房角",它的位置就在黑眼球与白眼球交界的地方。

对于闭角型青光眼的患者,眼压升高的原因是房角关闭,就像是下水道口阻塞一样。而开角型青光眼患者下水道口是开的，但下水道管子内部堵了，水也同样排不出去（图3-11）。

根据青光眼患者房角的开闭不同，医生会选择不同的治疗方案。对于闭角型青光眼，医生选择激光或手术的方法，以改善房角和虹膜之间的位置关系，"打开下水道口"，使房水能顺畅地流出；而对于开角型青光眼，上述"打开下水道口"的方法是无效的，就要选择其他治疗方法。

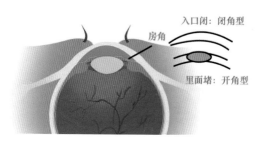

图3-11　开角型、闭角型青光眼的不同病因

四、视野检查

由于青光眼患者常常会出现视野损害，所以视野检查对青光眼患者来说非常重要。不管患者眼压是否正常，都需要定期检查视野，对于眼压控制不好的患者还要增加视野检查次数。

第九节　青光眼怎么治？

一、药物治疗

一般来说，青光眼患者会长期使用降眼压药物。如果药物不能使眼压控制在正常范围内，就需要选择激光或手术治疗。青光眼患者每天按时点药，定期到医生那里复查是非常重要的。

另外，还可服用一些视神经保护药物。医师会根据每位患者的眼压与视神经病变，采用不同的药物及规定不同的用药时间，一旦确定后，患者必须遵医嘱按规定药物及规定时间点眼，绝对不可以自行更改或停用药物。患者家中一定要备有足够的药物，自行停用任何一种药物对病情都不利（图3-12）。

患者需要了解自己的其他全身性疾病以及药物过敏史，最好能知道自己所用的是什么药物，并在就诊时告诉医生你患青光眼的情况以及正在使用的药物，以便医生选择用药。

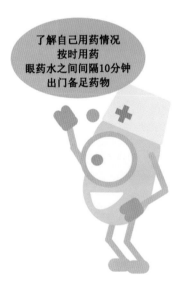

图3-12 青光眼的药物治疗

二、激光治疗

激光治疗青光眼有几种方式，最常见的是治疗和预防闭角型青光眼的激光（图3-13）。青光眼激光治疗的优点：操作简单、快速、花费少、方便、患者痛苦小、门诊可进行；激光作用点精确，可使邻近组织损伤小；术后反应轻，恢复快，并发症少，安全有效。若激光手术失败，并不影响再行滤过手术或其他手术治疗的效果。

激光治疗由于方便简单，在门诊局麻下可以进行，不用切开眼球，无眼内感染的危险，不形成瘢痕，对今后滤过手术无影响，并且可以避免手术治疗后的各种并发症，因而深受患者的喜欢。目前在青光眼的治疗中，激光治疗已成为介于药物治疗和手术治疗之间的一种选择。

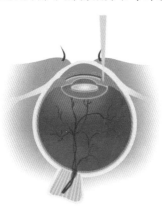

图3-13　激光虹膜切除术

三、手术治疗

很多患者以为手术是为了提高视力,其实这是一个误区!青光眼手术治疗的目的是为了控制眼压,延缓或阻止进一步的视力损害。医生会按照患者的病情选择治疗措施,并不是药物和激光都无效时才选择手术。有的患者惧怕手术治疗。其实青光眼手术对大多数患者来说是安全有效的(图3-14)。但有些患者需要多次手术,如继发性青光眼需要治疗原发性疾病,比如摘除过熟期白内障、控制炎症、治疗糖尿病性视网膜病变等。

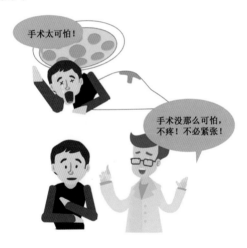

图3-14 手术不可怕

第十节　哪些人容易得青光眼?

青光眼容易找上哪些人群?（如图3-15）

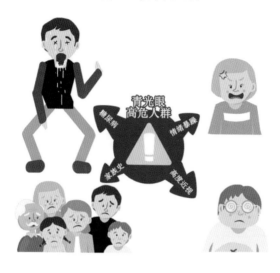

图 3-15　易患青光眼的人群

第十一节　青光眼患者的日常生活

一、正确看待青光眼

许多患者对青光眼知之甚少，错误地认为得了青光眼一定会失明，其实不然。我们要从观念上进行改变，要学会正确认识青光眼，并保持良好的心态（图3-16）。就像患了高血压和糖尿病一样，只要认真对待、积极治疗，就能保持良好的生活状态。

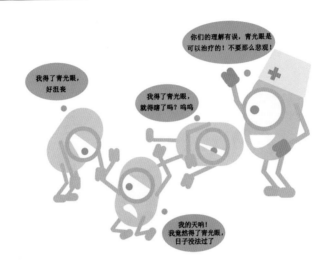

图 3-16　青光眼是可治的

二、日常生活

青光眼一般不会影响正常工作。在条件允许的情况下，外出旅游、和朋友聊天、适当的体育锻炼，有助于放松心情、缓解压力，利于青光眼恢复。

要避免剧烈运动，因为剧烈运动会使四肢的血液量明显增加，导致躯干供血量减少，从而加重视神经缺血、缺氧。

有条件者还应主动参加医院组织的青光眼患者活动（青光眼患者俱乐部），多听知识讲座，和病友交流，但切忌偏听偏信，把别人患病就诊的历程跟自己对号入座，要听从医生的意见，以免耽误治疗。

青光眼有遗传倾向，因此青光眼患者在关注自己病情变化的同时，还应督促自己的直系亲属定期到医院进行青光眼相关检查，做到早发现、早治疗。尤其是曾出现头疼、眼胀，虹视，雾视，休息后缓解的，视物疲劳，成年后近视度数加深的，更应及时到医院检查。

青光眼患者要注意劳逸结合，保持脑力劳动和体力劳动的相互协调。青光眼患者不能一次摄入大量水分，正确的做法是足量分次。

浓茶、浓咖啡、吸烟、饮酒有可能对青光眼患者不利，应尽量避免。避免情绪激动、紧张、生气，保持乐观心态。原发性闭角型青光眼患者应避免长时间在黑暗环境中行动，更不要长时间看电视、看电影、看手机、玩电脑、绣十字绣等，阅读时要保持光线充足，避免领带过紧等。闭角型青光眼患者在室内不宜戴太阳镜或有色眼镜。

要睡眠充足，少吃辛辣和刺激性强的食物，如辣椒、生葱、胡椒等，并保持大便通畅（图3-17）。

切勿悲观失望，要有乐观积极的心态，保持良好的心情，以顽强的意志和青光眼做持久的斗争。

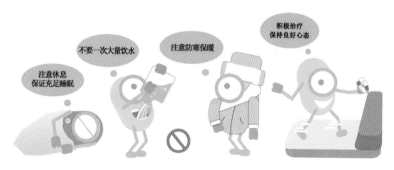

图 3-17　青光眼患者的日常生活

第十二节　天气变化对青光眼患者有哪些影响?

　　天气变化与季节交替对人眼的生理功能有很大的影响。青光眼常在季节交替时发病。闭角型青光眼发病多见于黄昏、阴沉天气以及寒冷季节,故青光眼患者在寒冷季节应少在照明不足的室处停留,强冷空气来临时尽量不外出,注意保暖。

第十三节　为什么青光眼患者要定期随访?

　　一旦确诊青光眼就应该积极治疗,包括药物、激光和手术治疗。由于青光眼患者是致盲的高危险人群,眼压会有波动,需要定期检查眼压,眼底和视野改变,故需要终身定期随访。

(刘　伟)

第四章　糖尿病性视网膜病变

导　读

糖尿病是很常见的代谢性疾病。国际糖尿病联盟（IDF）数据显示，2017年全世界有4.25亿糖尿病患者；预计到2045年，糖尿病患病人数将达到6.29亿。

糖尿病患者往往不太理解：我明明是去内分泌科就诊，为什么医生要求我查眼底？还有的糖尿病患者会感觉眼前有黑影，看不清东西，甚至完全失明，这些情况又是否和糖尿病有关？

糖尿病作为一种慢性疾病，病程长，并发症多，眼部并发症就是其中一项。糖尿病和眼睛有什么关系呢？下面让我们一一解读。

第一节　什么是糖尿病？

糖尿病是一组常见的内分泌代谢性疾病，当某种原因导致胰岛素分泌或作用异常时，就会使血糖升高，并导致尿糖。其典型的临床表现是多食、多饮、多尿和体重减轻，即人们常说的"三多一少"（图4-1）。

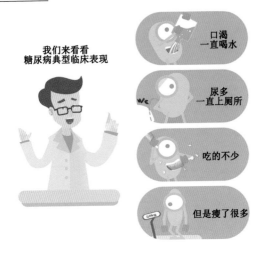

图 4-1　糖尿病的临床表现

长期的高血糖会导致全身各种组织和器官的病变，特别是眼、肾、心脏、足和周围神经等，其中眼部并发症不容忽视（图 4-2）。

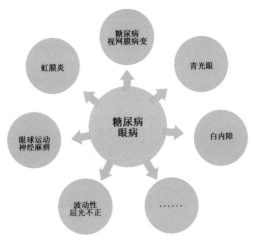

图 4-2　糖尿病的眼部并发症

第二节　什么是糖尿病性视网膜病变？

糖尿病性视网膜病变（Diabetic Retinopathy，DR）是糖尿病导致的严重并发症之一。长期高血糖会使视网膜中的微血管发生病变，出现微血管瘤。如不加以干预，则会进一步使血-视网膜屏障破坏，导致视网膜毛细血管出血，并出现异常新生血管，甚至发展为视网膜脱离，最终导致视力的丧失。

第三节　糖尿病患者中有多少人得糖尿病性视网膜病变？

目前，估计全球有 9 300 万糖尿病性视网膜病变患者，其中 1 700 万为增殖性，也就是晚期的糖尿病性视网膜病变。我国是糖尿病大国，截至现在，糖尿病已经成为威胁我国广大人群健康的隐形杀手，糖尿病性视网膜病变已经成为导致 20～64 岁人群致盲的主要疾病（图4-3）。尽管如此，仍然有很多人不知道如何预防和控制糖尿病，更不知道糖尿病会导致视力丧失。

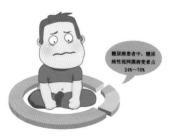

图4-3　糖尿病性视网膜病变发病率高

第四节 糖尿病性视网膜病变有哪些表现？

早期可无症状；黄斑水肿时会有视物模糊、变形等症状；少量玻璃体积血，眼前可有黑影飘动（图 4-4），大量的玻璃体积血时，视力突然下降；晚期视力下降明显，可出现视网膜脱离、新生血管青光眼等病变，视力预后差。

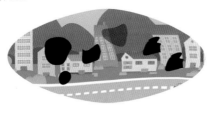

图 4-4　糖尿病性视网膜病变患者看到的景象

（刘勃实）

第五节 糖尿病性视网膜病变的分期

糖尿病性视网膜病变的分期如表 4-1 所示。

表 4-1　糖尿病性视网膜病变的分期及表现

病变严重程度		眼底表现
正常眼底		色红润，没有出血，血管粗细均匀
非增殖性	1 期	视网膜有微动脉瘤和小出血点，不仔细观察不容易发现
	2 期	有黄白色的硬性渗出，相当于血管中的血脂和胆固醇渗漏出来

续表

病变严重程度		眼底表现
增殖性	3 期	有白色的软性渗出，相当于神经末梢的坏死
	4 期	有大量出血遮挡眼底，视力明显下降
	5 期	不正常的血管和增生膜生长，像麦田里长了杂草
	6 期	不正常的增生膜牵拉视网膜脱离，可见视网膜的结构混乱，没有了正常眼底的光滑平整

第六节 糖尿病性视网膜病变的检查

一、视力

最简便的方法就是检查视力，视力是评估眼功能的重要指标，眼科的检查一定首先检查视力（图 4-5）。但早期的糖尿病性视网膜病变并不影响视力，因此还需要做进一步的检查。

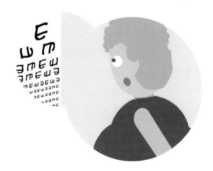

图 4-5 视力检查

二、眼底镜检查

眼底镜检查是最常用的方法，医生用检眼镜直接观察眼底视网膜

47

的改变，可以初步评价视网膜病变的程度。正常瞳孔大小检查眼底的范围较小，在医生检查后进一步散瞳检查眼底，能更好地发现周边的视网膜病变。散瞳后产生的畏光及视物模糊等症状4～6小时内即可消失。

三、眼底照相

眼底照相检查，能更好地发现视网膜病变并保留资料，方便与以后的检查进行比对。

四、眼底荧光血管造影

眼底荧光血管造影是最精确的方法。静脉注射造影剂后，用专门的造影仪精确地观察视网膜病变程度，能对视网膜病变进行准确分期，并帮助医生决定是否需要进行激光光凝治疗。

五、B超

B超用于判断玻璃体病变及视网膜增殖性病变。

六、光学相干断层成像（OCT）

OCT是黄斑区疾病的重要诊断方法之一，其作为无创性检查可以迅速诊断黄斑水肿等疾病。

以上的检查互相不能代替，均是糖尿病性视网膜病变不可或缺的检查手段。恰当的检查，可以充分评估病变的程度，为正确和及时地治疗提供依据，避免漏诊，同时也避免了过度治疗。

第七节　糖尿病性视网膜病变的治疗

一、药物治疗

早期病变可口服药物治疗，以改善微循环。随着病变的发展，可进行针对性治疗，如出现玻璃体积血，应给予活血化瘀、促进积血吸收的药物治疗；针对糖尿病性视神经病变，可给予甲钴胺等营养神经的药物。

二、激光治疗

视网膜激光治疗是针对糖尿病性视网膜病变特定时期的有效治疗方法。此方法可以凝固出血点，阻止视网膜出血；抑制新生血管，防止视网膜病变进一步发展；挽救视力，防止失明（图4-6）。

激光治疗可以在门诊进行，简单方便，效果可靠，但为了减少激光治疗的反应，一般分次进行（通常3～4次），每次间隔1～2周。

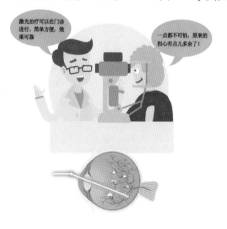

图 4-6　激光治疗方便有效

49

三、激光能把眼睛打瞎吗?

有的患者行激光治疗后出现了视力下降或者需要进一步手术治疗,所以常怀疑是不是激光给激坏了!

其实,眼底激光作为糖尿病性视网膜病变的一种明确有效的治疗方法,已经使用几十年了。激光治疗糖尿病性视网膜病变,就是利用激光的光热效应,使组织受到一定程度的损伤,从而减少视网膜的耗养(氧)量,改善视网膜营养和氧气的供需不平衡,以实现有生之年有用视力的保留。大多数患者经治疗后,视力可长期处于稳定状态,病变不再进展(图4-7)。

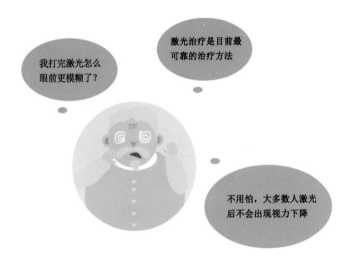

图 4-7 激光治疗安全有效

四、手术治疗

（1）眼内注射一种可以使不正常新生血管消退的药物。

（2）手术切除眼内积血，剥离增生组织，使脱离的视网膜恢复到原来的位置（图 4-8）。

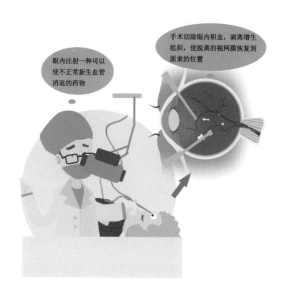

图 4-8　眼内注药及手术治疗

第八节　糖尿病性视网膜病变的预防

一、糖尿病性视网膜病变的高危人群

糖尿病病程超过 10 年，DR 发病率约 60%；糖尿病病程超过 15 年，DR 发病率约 80%。

糖尿病病程较长的患者是糖尿病性视网膜病变最主要的高危人群，而高血糖是导致糖尿病性视网膜病变的最重要的因素之一。因此，血糖控制欠佳的患者要特别注意眼部的全面检查。同时伴有高血压、高脂血症和已经出现糖尿病性肾脏并发症的患者也要多加注意，因为这样的患者更容易出现糖尿病性视网膜病变（图4-9）。

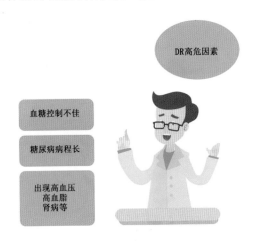

图4-9　糖尿病性视网膜病变的高危因素

二、如何保健及预防

预防糖尿病性视网膜病变的根本是积极治疗糖尿病，将血糖控制在理想水平。血糖控制不好的糖尿病人20年后有80%以上会发生视网膜病变，控制良好的病人只有10%左右出现视网膜病变。

糖尿病患者要在内科医生的指导下控制饮食、坚持运动。运动以有氧运动为宜，且最好在就餐后运动，以避免发生低血糖。适当的运动有利于减轻体重，改善脂肪代谢（图4-10）。作为患者，我们要充分认识到糖尿病性视网膜病变的严重后果：一旦发生则会导致不可逆转的视力下降甚至是失明。充分散瞳后的眼底检查可以发现早期的病变，必要时的眼底激光治疗也是一项安全有效的治疗手段，对延缓病情的进展、延长有效视力有不可替代的作用。

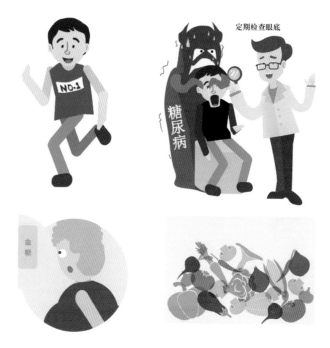

图 4-10　糖尿病性视网膜病变的预防和保健

三、做好定期随访

糖尿病是终身伴随的慢性疾病，控制并发症的发生是糖尿病治疗的目标。糖尿病性视网膜病变作为严重的并发症之一，其预防和随访比治疗更有意义。

和糖尿病一样，糖尿病性视网膜病变同样也是终身伴随的疾病。

53

病变一旦出现，治愈已成为不可能，但是眼科医生会尽全力为患者延缓病程进展，延长有用视力的时间，而这都需要患者的积极配合（图4-11）。

所以建议患者确诊为糖尿病后，即到眼科做一次全面的检查，以后至少半年复查 1 次。一旦确诊为糖尿病性视网膜病变，早期病变应每 3 个月复查 1 次，经激光或者手术治疗的患者更需要严格随访，治疗后的 1 周和 1 个月一定要做充分的检查，之后则可根据眼底情况按照医生的指导定期随访。

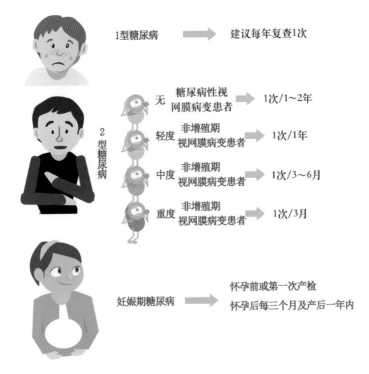

图 4-11　糖尿病患者的眼部随访原则

54

糖尿病性视网膜病变是全身慢性疾病导致的眼部并发症，只有患者自己掌握了疾病的知识和防治方法，提高了自身的管理能力，然后在内科医生与眼科医生的共同努力下才能控制疾病的发展，避免因此致盲，拥抱美好明天。

（胡博杰）

想要与同读本书的
读者交流分享？

微信扫码，根据对话
指引，加入本书读者
交流群。

第五章　老年性黄斑变性

导　读

老年性黄斑变性，也称年龄相关性黄斑变性（AMD），是世界卫生组织认定的三大致盲性眼病之一。发达国家 50 岁以上人群，最常见的致盲眼病；中国 50 岁以上人群老年性黄斑变性的发病率为 1.89%～15.5%。

第一节　老年性黄斑变性有哪些表现？

许多老年人，在读书看报时，老觉得光线不够亮，恨不得把灯放在眼睛和书报之间；做精细活时视野变得模糊或出现盲点，瞅哪儿哪模糊；看衣服的颜色鲜亮度感觉下降；当看远处建筑物时就更奇怪了，不仅窗户变得弯曲，大楼也变形了……（图 5-1）

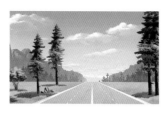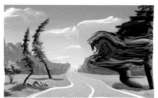

视物变形

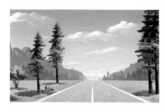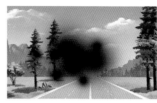

视物时中央有黑影遮挡

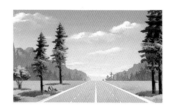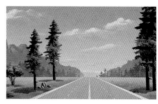

看物体颜色不再鲜亮，对比度下降

图 5-1 老年性黄斑变性的视物改变

如果您有上述情况，可千万要提高警惕了。视野变暗、视物有盲点及变形，是黄斑病变的典型特征。接下来您就要检查黄斑是否出现问题了。

许多老年病人来门诊时都会急切地说"我得了黄斑"，其实黄斑只是眼底的一个结构，并不是病。

黄斑是我们视网膜上视物最敏感的区域。它位于视网膜后极部上下血管弓之间，这片区域内含有的丰富叶黄素使其外观呈现黄色，因此而得名"黄斑"（图5-2）。

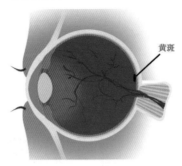

黄斑

图5-2　黄斑的位置

黄斑位于视网膜的中心，含有大量的感光细胞（视细胞），负责中心视力。我们每天都会做各种各样的事：阅读、辨色、开车、识别他人的面部特征以及做精细工作……虽然我们不曾察觉，但实际上，做这些事情都要依靠中心视力。中心视力一旦受损，日常生活很难不受到影响。

患者口中的"得了黄斑"，大多数情况下指的是年龄相关性黄斑变性，也称为老年性黄斑变性。它是一种随年龄增长而发病率逐渐上升的黄斑部疾病。

患有此病的人，黄斑部的结构和功能会逐渐发生异常，从而出现上述的一些症状。大部分的黄斑变性即使不会导致患者完全失明，也会造成中心视力模糊或出现盲点，影响生活质量。

AMD是引起50岁以上人群重度视力丧失的主要原因，也是全球成人致盲的一个主要原因。

第二节　黄斑变性还有干湿之分？

黄斑变性分为两种类型：干性黄斑变性和湿性黄斑变性（图5-3）。相比较而言，干性黄斑变性的病变过程中不伴有出血，发病率较后者更高，通常只需要保守治疗。而湿性黄斑变性大多由干性黄斑变性进展而来，病程中会出现血管增生和血液渗漏，从而严重影响视力。

干性老年性黄斑变性：在病程早期，眼底相片可以见到大小不一的黄白色类圆形的"小黄点"，这些小点被医生称为"玻璃膜疣"。病程进一步进展，可以出现地图样的萎缩灶，边界清晰，宛若眼底出现了一片荒漠。本型患者的视力减退往往呈一个慢性的过程，可伴有双眼的视物变形，易被误认为眼睛"老化"。

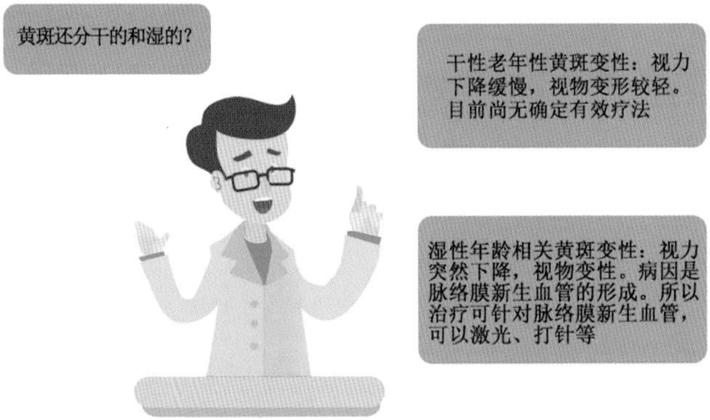

黄斑还分干的和湿的？

干性老年性黄斑变性：视力下降缓慢，视物变形较轻。目前尚无确定有效疗法

湿性年龄相关黄斑变性：视力突然下降，视物变性。病因是脉络膜新生血管的形成。所以治疗可针对脉络膜新生血管，可以激光、打针等

图 5-3　黄斑变性的分型

湿性年龄相关性黄斑变性：之所以称为"湿性"，最大的原因是这种黄斑变性伴有液体渗出，渗出可为浆液性或血性。此种黄斑变性通常以单眼发病为主，患者常以突发单眼视力下降、视物变形或视物中心暗点前来就诊。未发生出血或渗液时，眼底仅可见灰黄色的病灶，对视力影响一般不明显；一旦发生出血，患者往往会感到视物模糊。出血位于神经上皮下或色素上皮下时，病灶颜色呈暗红色甚至黑色，边缘略红，病灶处可伴浅层鲜红色出血及玻璃膜疣。当大量出血进入玻璃体腔，致使玻璃体腔大量积血，眼底不能窥入时，患者会自觉视力下降明显。

第三节 老年性黄斑变性的危险因素有哪些呢？

年龄的增长是 AMD 发生的最主要的危险因素。在发达国家中，AMD 是造成 50 岁以上老年人失明的主要病因。

此外，AMD 有遗传倾向，如果您的家人曾患有黄斑变性，那么您患病的可能性就比别人要高。

女性比男性更容易出现黄斑变性。另外，吸烟、肥胖、营养缺乏以及患心血管疾病的人更容易患上 AMD（图 5-4）。

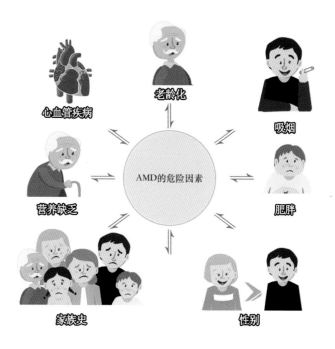

图 5-4　AMD 的危险因素

第四节　湿性老年性黄斑变性如何自我检查?

阿姆斯勒(Amsler)方格表是一种快速且简易的筛查眼底黄斑功能的检查手段。对于多数自觉有症状的人,可以使用 Amsler 方格表进行自我检查(图 5-5)。定期自我检查,如果出现如图情况(图 5-6),则应及时到眼科就诊。

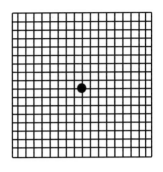

图 5-5　Amsler 方格表

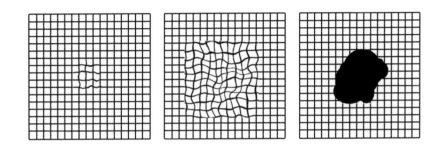

图 5-6　表格中央变形，表格中央缺失，表格中间变暗

第五节　如何治疗黄斑变性？

一、干性老年黄斑变性的治疗

到目前为止，还没有治疗干性 AMD 有效的药物。对有全身性疾病，如心血管、血脂、肝肾功能等异常的患者，应及时给予相应治疗。有研究推荐，长期口服抗氧化剂，如叶黄素、玉米黄素、维生素 C、维生素 E 及微量元素锌和硒等，有助于延缓 AMD 的病变进程。对于晚

期黄斑区产生地图样萎缩而严重影响视力者，建议试用低视力助视器，以提高生活质量。

二、湿性老年黄斑变性的治疗

1."眼内打针"——抗 VEGF 治疗

新生血管生长因子（VEGF）是个"坏家伙"，它是导致湿性老年 AMD 眼底渗出的主要凶手。VEGF 增多会促使脉络膜新生血管生成并增加血管的通透性，这些血管就像"被老鼠咬过的水管"，血液流过时会不断地外渗，从而导致黄斑区水肿渗出。以前，对于这类疾病没有特效办法，只能等到视力慢慢丧失。现在人们有了新武器——抗 VEGF 药物，其通过阻断 VEGF 与受体的结合，抑制新生血管生成，消除黄斑区水肿渗出（图 5-7）。

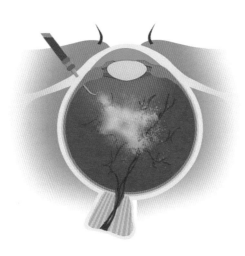

图 5-7　玻璃体腔注药

2. "打激光" ——光动力疗法

维替泊芬是一种光敏剂，通过静脉输注被新生血管内皮细胞摄取，再用低剂量的激光照射，使光敏剂受激光照射后释放大量能量，从而损害脉络膜的新生血管内皮细胞，激活血小板引起凝血形成血栓，闭塞新生血管，最终导致新生血管萎缩，稳定病灶（图5-8）。

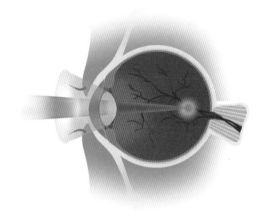

图5-8　视网膜激光治疗

第六节　如何预防老年性黄斑变性？

做到不吸烟：与不吸烟的人相比，吸烟者更容易出现黄斑变性。多吃富含抗氧化剂的食物：食物中常见的抗氧化剂包括维生素 A、维生素 C 和维生素 E。经常吃富含抗氧化剂食物（尤其是绿叶蔬菜）的人，患黄斑变性的风险相对减低。

多吃鱼：鱼富含 ω-3 脂肪酸，这种脂肪酸可以降低黄斑变性的风险。

管理好身体：如有心血管疾病或血压高者，请遵照医嘱，按时服药，并保持良好的生活习惯，控制好病情。

定期做眼科检查：黄斑变性发现得越早，越容易治疗（表 5-1）。对于年龄超过 40 岁的人，应该每 2～4 年做一次眼科检查；年龄超过 65 岁的人，应该每 1～2 年做一次眼科检查。

表 5-1　黄斑变性应注意的因素

抽烟	×
鱼	√
蔬菜、水果	√
治疗全身病	√
定期检查	√

（邢东军）

第六章 飞蚊症

导 读

日常生活中，我们有时候会感觉到眼前总有一些蚊子一样的东西飘来飘去。眼睛转动，"蚊子"也跟着飞来飞去，特别是注视明亮的背景或天空时，甚至会看到"黑影"，这些黑影形状各异，有圆形、椭圆形、点状和线状等等。这便是我们说的"飞蚊症"，其产生的原因是玻璃体内出现漂浮的混浊物（图6-1）。

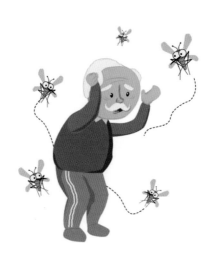

图 6-1 飞蚊症

第一节　什么是玻璃体？

正常情况下玻璃体为透明胶体，位于眼球内、晶状体后方、视网膜的前方，体积约为 4 ml，占眼球容积的 4/5（图 6-2）。由于其透明性，可以让光线顺利通过并到达视网膜上而成像。

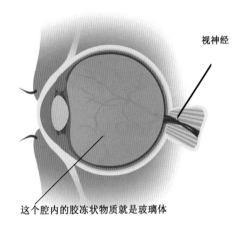

视神经

这个腔内的胶冻状物质就是玻璃体

图 6-2　玻璃体

玻璃体如同透明果冻，会随着年龄的增长，或者在某些疾病的影响下，出现局部混浊。接下来这些玻璃体内漂浮的混浊物会投影到视网膜上，使眼前产生黑影漂浮感，这些眼前的黑影，可呈现点状、线状、环状等，会随眼睛的转动而变换位置，像蚊子一样来回飞动，伸手去抓又抓不住，非常恼人。

自然界中的蚊子无好坏之分，但视觉世界中却有"好蚊子"和"坏蚊子"！

第二节 好蚊子——生理性玻璃体混浊

所谓的"好蚊子",就是我们所说的生理性玻璃体混浊,约占95%,包括玻璃体液化和玻璃体后脱离。

1.玻璃体液化

随着年龄的增长,玻璃体也会衰老,最主要的表现之一就是玻璃体的液化,如同果冻脱水,肉和水分离出来。当玻璃体这个果冻失去了水分,肉质就会越来越浓缩,最后变成"果冻干儿",颜色也就不再透明,这也是我们医学上所说的玻璃体内混浊物质(图6-3)。

2.玻璃体后脱离

随着玻璃体的液化,玻璃体和视网膜会出现分离,由于最初脱离的玻璃体后极部包含有从视盘周围剥离的致密胶质环,医学上称之为 Weiss 环,所以也会导致飞蚊症,其特点是位于眼睛正前方的环形或类圆形黑影。

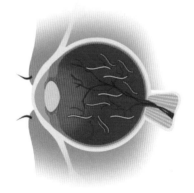

图6-3 玻璃体混浊

这些条状、环形或点状的混浊物质，漂浮在玻璃体腔内，它们的阴影投到视网膜上，随着眼球的活动会不断移动，便形成了眼前飞舞的"小蚊子"（图6-4）。

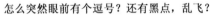

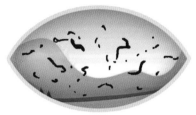

图6-4　飞蚊症患者看到的"飞蚊"

（胡　丹）

第三节　坏蚊子——病理性飞蚊症

所谓的"坏蚊子"，就是我们所说的病理性玻璃体混浊，约占5%，多数是因玻璃体炎症、出血、变性等所致。表现是眼前呈絮状、点状、丝状黑影飘动。黑影可以越来越多，形态也可以发生变化，明显影响视力，经眼科细致检查，比如裂隙灯、前置镜、三面镜或散瞳查眼底等检查均可发现玻璃体、眼底有病理性改变。具体包括如下。

一、炎性玻璃体混浊

玻璃体内无血管，玻璃体炎症都是周围组织炎症扩散而来的，比如虹膜睫状体炎、视网膜脉络膜病变等。炎症性渗出物、炎性细胞、坏死组织、色素颗粒、吞噬细胞附着于玻璃体纤维组织可产生多种不同类型的玻璃体混浊表现。

二、外伤性玻璃体混浊

各种类型的眼外伤通常伴有眼内出血、眼内异物及继发感染，这些也会导致玻璃体混浊。

三、玻璃体变性混浊

玻璃体变性混浊，临床上较为常见。随着年龄的增长，玻璃体逐渐发生变性，表现为凝缩和液化。凝缩的部位密度高，可有絮状、丝状、无色透明的混浊物。液化部位玻璃体结构解体，形成充满液体的空隙。这种玻璃体混浊多长期不变，不影响视力。

四、闪辉性玻璃体变性

在玻璃体内见到结晶，光照后呈闪辉外观。结晶主要是胆固醇、磷酸盐、酪氨酸等。具体原因不明。

五、雪状闪辉症

雪状闪辉症，又称星状玻璃体病变，其表现是，玻璃体腔内可见许多雪片状小球悬浮物，小球的成分为脂质和磷酸钙盐。此症多见于高血脂、糖尿病的患者。

六、出血性玻璃体混浊

出现这种玻璃体混浊的原因是，视网膜、葡萄膜血管破裂出血积聚于玻璃体腔内，造成了玻璃体积血。

七、全身性疾病导致的玻璃体混浊

一些全身性疾病常合并玻璃体混浊，如流感、伤寒、流脑等，也有报道疟疾、回归热等可引起玻璃体混浊；肾炎、妊娠毒血症、糖尿病也可出现玻璃体混浊。

八、固定性飞蚊症

固定性飞蚊症由晶状体、角膜混浊，部分视网膜黄斑或视神经疾病所致。表现为眼前黑点、黑斑不移动，与眼球运动方向一致，为固定黑影，视力轻度到重度受累。

九、其他

胚胎发育时的异常残留物、眼内肿瘤，玻璃体内寄生虫病、玻璃体视网膜退行病变也会引起玻璃体混浊，但临床上不多见。

第四节　飞蚊症是否需要治疗，如何治疗？

因为"好蚊子"和"坏蚊子"的处理原则不同，所以首先要确定飞蚊症是"生理性"还是"病理性"的。生理性飞蚊症属于正常现象，一般不需要治疗，而病理性飞蚊症往往由于其原发病会严重影响视力，因此必须进行针对性治疗。

第五节　哪些可能是"病理性飞蚊症"?

特别是以上症状,如果是出现在老年人、近视、白内障术后或有眼部外伤史的患者身上就一定要及时到眼科就诊,建议最好找有经验的眼底病医生进行检查,以确定原因和治疗方案(图6-5)。

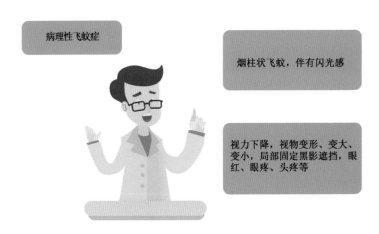

病理性飞蚊症

烟柱状飞蚊,伴有闪光感

视力下降,视物变形、变大、变小,局部固定黑影遮挡,眼红、眼疼、头疼等

图 6-5　病理性飞蚊症的表现

第六节　得了飞蚊症一般需要做哪些检查?

眼科的常规检查一般包括:视力(包括戴眼镜的矫正视力)、眼压(排除青光眼)、裂隙灯显微镜和眼底检查等,其中眼底检查最为重要,因为它是对玻璃体和视网膜的检查。眼底检查时通常要散大瞳孔直接观察玻璃体的性状及视网膜情况。这是因为很多的病变都位于视网膜周边，不散瞳可能会导致有些病变无法被及时发现。另外还需要说明的是，除部分闭角型青光眼患者外，散瞳不会对眼睛造成伤害。

除了常规检查，结合眼部情况还会做眼 B 超、视野、超声生物显微镜、光相干断层扫描和眼底血管造影等检查。但需要注意的是，任何一种辅助检查都无法代替"散瞳后的眼底检查"（图 6-6）。

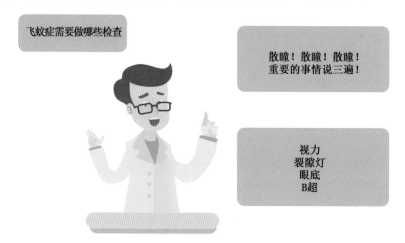

飞蚊症需要做哪些检查

散瞳！散瞳！散瞳！
重要的事情说三遍！

视力
裂隙灯
眼底
B超

图 6-6　飞蚊症的眼部检查

第七节　生理性飞蚊症如何治疗？

要学会视而不见。

如果确定是由于正常玻璃体老化，或者正常的玻璃体后脱离引起的飞蚊症，一般无须治疗，临床上也缺乏有效的治疗措施。临床上，有些医生也会给患者开一些药物，例如口服的"碘"制剂或含"碘"眼药水，或者是活血化瘀、改善微循环的药物，但这些药物是否有作用，目前缺乏明确的评价方法。

少数人由于对飞蚊症不了解，或通过不正规的途径了解到飞蚊症可能导致视网膜脱离甚至失明等，因此背负了巨大的心理压力，结果是到处就医，大量吃药。其实这都是没有必要的，因为单纯的飞蚊症引起失明的可能性极小。不过，需要接受的事实是：自然规律无法逆转，年龄性的飞蚊症理论上会随着年龄的增加而加重，尤其是高度近视的人群。所以我们建议患者学会视而不见。

第八节　玻璃体后脱离需要注意什么？

正常玻璃体后脱离不需要治疗，但少数人会由于脱离不顺利而引起视网膜出血、裂孔和视网膜脱离等并发症，因此在玻璃体后脱离的早期，需要注意：尽量不要剧烈运动，尤其是突然的转动头部。因为这样会造成玻璃体对视网膜的牵拉，从而引起视网膜裂孔的形成或血管的撕裂，但是如果在飞蚊症的基础上出现了闪光感加重、眼前实性黑影、看东西扭曲或视力严重下降时，就需要尽快就诊了。

饮食方面，建议患者多吃富含维生素 C 和维生素 E 的食物，如各种蔬菜、水果、玉米油、花生油、莴笋叶、榛子、花生和核桃等，这些对于改善玻璃体的代谢可能具有一定的好处。

有相当一部分患者，对生理性飞蚊症的治疗有着迫切的需求，尽管眼科医生会安慰患者说："飞蚊症是一种生理现象，每个人老了都会得飞蚊症，要学会对这些蚊子视而不见。"可是仍有人对这些蚊子恨之入骨（图 6-7）。

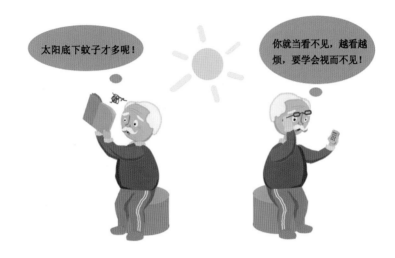

图6-7 对待飞蚊症，要学会视而不见

特别是需要近距离用眼的患者，每当集中注意力看着电脑屏幕时，一个蚊子就飞到视野中央，严重地影响了工作及心情。所以，这部分患者有着强烈的诉求，想要彻底解决飞蚊症。一方面由于患者想要解决飞蚊症的强烈诉求，另一方面是这些年眼科技术的发展，目前已经出现两种可以治疗飞蚊症的方法，一种是激光治疗，一种是手术治疗。

1.YAG激光治疗飞蚊症

YAG激光治疗飞蚊症的机制是：YAG激光具有爆破气化玻璃体混浊物的作用，经过多次激光聚焦爆破，击碎混浊物直至混浊物基本消失。

激光治疗风险提示：由于玻璃体混浊物通常距离视网膜较近，所以多次激光爆破，有损伤附近视网膜的风险。

2.微创玻璃体手术治疗飞蚊症

微创玻璃体手术，就是通过眼部微小穿刺口，将切割器伸入玻璃体内迅速切除玻璃体混浊物，优点是见效快，不需全切除玻璃体及选择玻璃体替代物，伤口不需要缝合，减少了术后眼部异物感和并发症。

（王　勇）

微信扫码，添加本书
智能阅读助手
帮助您提高本书阅读效率

第七章　视网膜血管阻塞

导　读

——"一只眼睛突然看不见了，医生说是视网膜血管阻塞，这是怎么回事？"

——"视网膜血管阻塞这个名字好陌生，它是像脑血管阻塞一样吗？"

视网膜血管阻塞是视网膜动脉或静脉发生阻塞，造成视网膜高度贫血或出血的状态。多由于血管痉挛或栓子（血栓）堵塞管腔所致。它的发生主要与动脉硬化、高血压有关。常导致突然和严重的视力丧失。

第一节　视网膜血管

通常情况下，血管被包在肌肉里、皮肤下，我们要了解它们是不容易的。眼底有丰富的血管，而眼睛的角膜、晶状体、玻璃体是透明的，我们可以经由瞳孔直接窥入眼底。视网膜中的血管是人体中唯一能被直视的动静脉血管（图7-1）。因此，可以通过检查眼底来了解视网膜血管的情况，进而推测全身的微血管组织状况。

眼底血管的硬化、出血、渗出、水肿及血管瘤样改变等都能反映某些疾病，如糖尿病、高血压的性质、程度等。眼底血管就像是全身血管的一扇窗户。

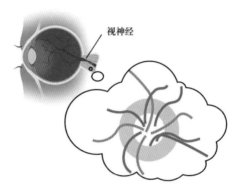

图 7-1 视神经的血管

第二节 视网膜动脉阻塞

视网膜血管阻塞可以发生在视网膜动脉、静脉和毛细血管的任何位置。阻塞的部位不同，病情的轻重缓急也不同。一般情况下，动脉阻塞比静脉阻塞发病更急、更重。

视网膜动脉阻塞，俗称"眼中风"。它是由各种原因造成的视网膜动脉血流中断，引起视力急剧下降的一种眼科急危重症。眼中风一般为单眼发病，其发病率为 1/10 000～1/5 000，多发于老年人，特别是伴有心血管疾病的老年人。男性比女性发病率稍高，男女之比约为 2：1（图 7-2）。

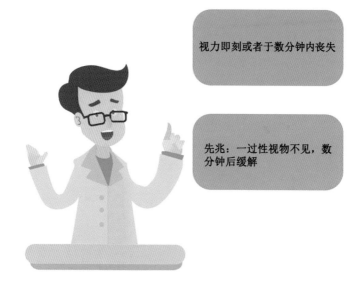

视力即刻或者于数分钟内丧失

先兆：一过性视物不见，数分钟后缓解

图 7-2 视网膜动脉阻塞的表现

一、视网膜中央动脉阻塞有啥表现？

患者一只眼视力急剧下降至眼前手动或仅存光感，严重者视力下降至无光感。有些病人发病前曾出现一次或多次的"眼前发黑"，然后自行恢复，多次反复发作后最终视力不能恢复（图 7-3）。

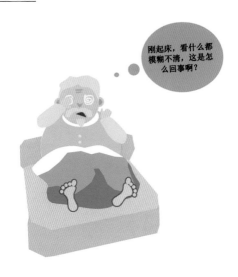

图 7-3 视网膜动脉阻塞的表现之一：视力下降

二、视网膜动脉阻塞是怎么得的?

视网膜动脉阻塞的病因如表 7-1 所示。

表 7-1 视网膜动脉阻塞病因

病因	机制
动脉粥样硬化	动脉粥样硬化导致局部血管管腔变窄，栓子易在此存留，阻塞动脉
视网膜动脉痉挛	轻度的视网膜血管痉挛，可以仅表现为短暂的视物模糊；而强烈的阵发性血管痉挛可使血流完全被阻断
血管炎	炎症使血管壁细胞浸润、肿胀、阻塞管腔。炎症、感染或毒素也可刺激血管，发生痉挛、收缩和阻塞
栓子栓塞（图 7-4）	各种类型的栓子进入视网膜动脉导致血管阻塞
血管外部压迫	各种原因导致眼压和眶压的增高，可诱发视网膜动脉阻塞

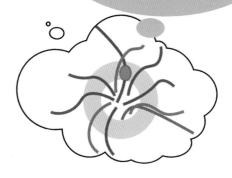

图7-4　栓子的来源

三、视网膜中央动脉阻塞如何治疗?

视网膜中央动脉阻塞是眼科急症,表现为患者在很短的时间内视力下降甚至无光感。因此,一旦确诊,必须争分夺秒配合医师进行抢救。

1.扩张血管

选用强而快的血管扩张剂。

2.降低眼压

包括前房穿刺,眼球按摩使用降眼压药使血管扩张。

3.手术治疗

行玻璃体切割配合视网膜动脉按摩,可使栓子向远端移动,减少视网膜缺血受累范围。

4.溶栓治疗

主要是在发病早期使用，对部分患者有效。

5.其他

活血化瘀，改善微循环，治疗原发病。

（郭如如）

第三节　视网膜静脉阻塞

一、什么是视网膜静脉阻塞？

视网膜静脉阻塞是指各种原因引起的视网膜中央静脉的主干或分支发生阻塞。

二、视网膜静脉阻塞是怎么得的呢？

视网膜静脉阻塞的病因比较复杂，一般认为病因包括但不限于以下几点。

1.血管硬化

高血压、糖尿病等。静脉管腔狭窄，容易阻塞。

2.血管炎

静脉壁内膜肿胀、粗糙、血流缓慢而阻塞。

3.血液滞留

血液成分的改变，如血脂异常，特别是黏弹性的改变，使血流减慢，容易阻塞。

4.压迫

血管或眼球受压，影响动脉灌注及静脉回流，产生血流淤滞而形成血栓（图7-5）。

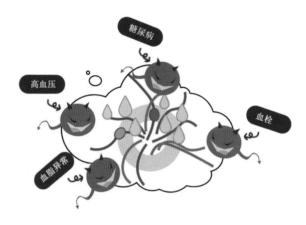

图 7-5　视网膜静脉阻塞与全身性疾病相关

三、视网膜静脉阻塞分为几种类型？

视网膜静脉阻塞可分为中央静脉阻塞和分支静脉阻塞，其中，中央静脉阻塞又分缺血型和非缺血型。

四、视网膜静脉阻塞可造成哪些后果？

1.黄斑囊样水肿

黄斑是我们视网膜上看东西最敏感的位置，就好像相机底片的中心一样。正常情况下黄斑区应该是平的，由于静脉阻塞，血液排不出去，就会造成水潴留在视网膜中，引起黄斑水肿。"底片"变形了，看东西自然也会出现变形，比如把直的看成弯的。黄斑囊样水肿是视网膜静脉阻塞最常见的并发症，也是本病视力下降的主要原因之一。

2.新生血管和新生血管性青光眼

新生血管是视网膜静脉阻塞最常见的并发症之一，常导致玻璃体反复出血而使视力严重受损。新生血管产生的时间一般为发病后3个月，病程越长发病率越高。视网膜静脉阻塞后，组织长期缺氧，就会诱发视网膜新生血管的增生。增生的新生血管会造成出血、视网膜牵拉、青光眼等，非常危险（图7-6）。

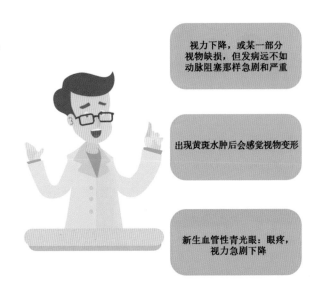

图7-6　视网膜静脉阻塞的危害

五、视网膜静脉阻塞有哪些表现？

视网膜静脉阻塞的临床表现如图7-7所示。

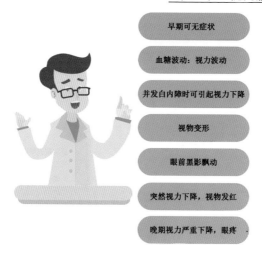

图 7-7　视网膜静脉阻塞的表现

六、视网膜静脉阻塞如何治疗？

视网膜静脉阻塞的治疗方法如图 7-8、7-9 所示。

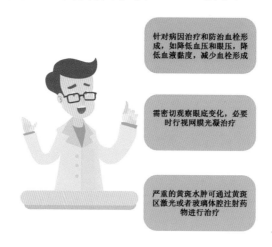

图 7-8　视网膜静脉阻塞的治疗方法

85

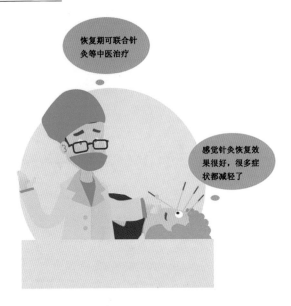

图 7-9　视网膜静脉阻塞的中西医结合治疗

（胡立影）

第八章 干眼症

导　读

——"这些日子感觉眼里像有沙子在磨，还总是流泪。"

——"干眼症不是眼干吗，怎么会流泪呢？"

人们常说眼睛是心灵的窗户，又经常使用"水汪汪""一汪秋水"等词语来夸赞一个人的眼睛。大地缺乏雨水的灌溉就会干涸，而眼睛缺乏泪液的滋润也会导致疾病，这种疾病在眼科专业领域称为"干眼症"。

第一节　干眼症的表现

眼睛干涩，分泌物黏稠，容易疲倦；眼睛发痒，有异物感、痛灼热感，怕风、畏光，对外界刺激很敏感，有时会出现暂时性视力模糊……如果你有以上一系列的症状，那么很有可能是患上了干眼症（图8-1、8-2）。

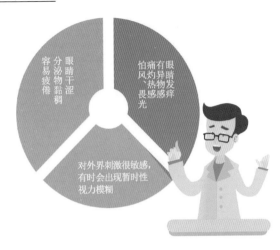

图 8-1 干眼症的表现（一）

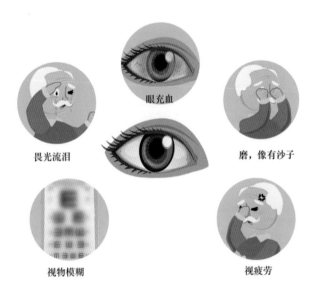

图 8-2 干眼症的表现（二）

第二节　泪液只有情绪波动时才会分泌吗？
泪膜又是什么？

我们都知道，人们在兴奋、感动、悲伤时，眼睛会反射性地分泌泪液。可是您知道吗，泪液并不只是情绪激动时才被分泌出来。我们的泪腺就像个不知疲倦的工人，不分昼夜，时时刻刻都在分泌少量的泪液，这被称为基础性泪液分泌。它的存在是人眼正常泪膜构成的必要条件。

泪膜是覆盖在眼球表面的一层液体，是眼球最外层的"卫兵"。它可以通过眨眼被均匀涂布。泪膜共有三层结构：黏蛋白层、水液层和脂质层（图 8-3）。其中的脂质层在泪膜最外层，作用是防止水分蒸发。

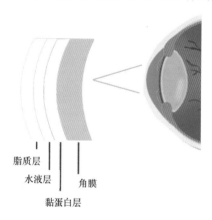

图 8-3　泪膜的结构

别看泪膜的构成简单，作用可不小。主要包括：①可以润滑眼球表面，防止角膜、结膜干燥；②可以保持角膜光学特性，供给角膜氧气和营养物质；③冲洗、抵御眼球表面异物和微生物；④角膜表面是个不规则界面，完整的水液层可填补角膜表面小的凹陷，使角膜表面光滑，有助于获得清晰的视觉。

第三节　什么是干眼症？

干眼症是任何原因引起的泪液减少，或泪液中成分改变，或动力学异常而导致的眼干涩感、异物感、视疲劳或视力下降等症状形成的一大类疾病的总称，在人群中极为常见。

有多少人得了干眼症？什么人容易得干眼症呢？

过去人们认为，干眼症是老年人才会得的病，但近年来越来越多的年轻人也患上了干眼症。如今，干眼症已经成了眼科门诊最常见的疾病之一。不同研究报道的干眼症发病率从5%到40%不等。

为什么会变得如此常见呢？可能的原因有以下几点：①大气环境污染日益严重；②佩戴角膜接触镜及使用显示屏的人数增加；③接触视频终端的时间不断延长；④滥用眼药；⑤干眼症的诊断水平较之前提高（图8-4）。

干眼症在女性中更为多见。长期佩戴隐形眼镜或者美瞳的女性，或是长期使用电脑的上班族，或是下班后、睡觉前甚至吃饭时都要捧着手机刷朋友圈、看微博、看新闻的手机控们，尤其容易患上干眼症。

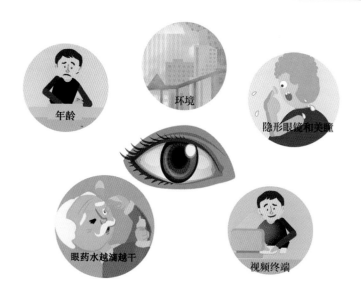

图 8-4　导致干眼症的原因

　　人们常用"聚精会神""眼睛一眨都不眨"来形容专心致志，殊不知眨眼次数越少，越容易得干眼症。随着人们的生活方式和工作条件的改变，用眼的时间越来越多，人们越来越容易过度看电脑、看电视、玩电子游戏等，结果导致干眼症高发。

　　干眼症女性的发病率比男性要高一倍，其主要的原因是女性更易发生激素（特别是雄激素和催乳激素）对泪腺的分泌调控失常，从而无法维持泪腺的正常功能。女性随着年龄的增加（尤其是进入更年期后），雄激素和催乳激素分泌减少，这会引起泪液的分泌减少，从而发生干眼症。此外，不少女性还喜欢文眼线、用睫毛膏和眼影，这些让人美丽的事物常常会把一种叫作睑板腺的腺体开口堵住，从而影响它正常分泌液体，出现睑板腺功能障碍，导致泪膜不稳定。

此外，长期用眼、空气干燥和污染等，眼表外伤、眼角膜有瘢痕，准分子手术，患有自身免疫性疾病，或长期使用含防腐剂的眼药水，口服一些药物（治疗高血压、糖尿病的药物）等，都可能引起干眼症（图8-5）。

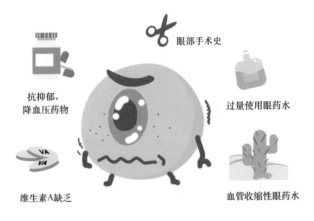

图 8-5　干眼症的诱发因素

第四节　干眼症的直接原因包括哪些？

原因之一，眼睛表面泪液的量不够了；原因之二，虽然泪腺能够分泌出足量的泪液，但是泪液的质量发生了改变。这种异常的泪液不能维持正常角结膜上皮细胞表面的湿润和营养功能，从而引起一系列的眼部症状，即干眼症（图8-6）。

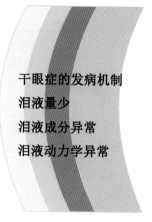

图 8-6 干眼症的直接诱因

（贾　喆）

第五节　干眼症如何治疗？

一、要学会眨眼

大家可能会感到奇怪：眨眼还用学吗？

答案是肯定的。对干眼症患者来说，眨眼有助于泪水的分泌和分布，是非常重要的辅助治疗方法。所以，有意识地增加眨眼次数很有必要（图 8-7）。

要重视对眼睛的保护，最简单的是"经常、完全地眨眼"。据了解，正常的眨眼次数是每分钟 10～15 次，而看电脑时会减少到 4～6次，开车时减少到 2～3 次。眨眼次数少了，直接导致泪水分泌的量减少，而暴露在空气中的泪膜会快速蒸发，失去对眼球的保护力。

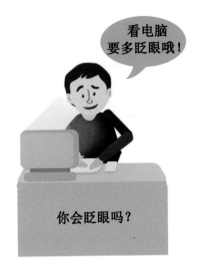

图 8-7　多眨眼

俯视电脑而不要仰视电脑：对于整天对着电脑的上班族，如果电脑屏幕的顶端比眼睛的视平线低 15 度，则会减少泪液暴露在空气中的面积，减少蒸发量。

二、滴人工泪液

如果已经得了干眼症，那么必须坚持长期滴人工泪液治疗。人工泪液是模仿人体泪液的成分做出的一种替代品。它是一类眼药水，可以起到滋润眼睛的作用。

但需要注意的是，市面上的人工泪液良莠不齐，且大多数品种含有防腐剂。如果频繁使用含有防腐剂的人工泪液眼药水则会损伤角膜，所以患者最好在医生的指导下选用人工泪液（图 8-8）。

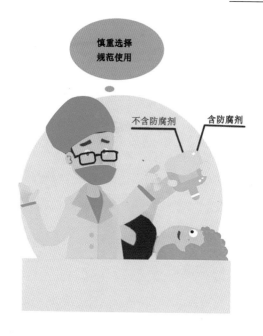

图8-8 慎重，规范应用眼药水

三、饮食

平时可多吃一些富含维生素 A、维生素 B_2 的食物。比如，蓝莓就是一种对眼睛有益的食物，可以适当多吃一些。

四、热敷

对于轻度的干眼症，最为简单有效的方法就是热敷。我们可以用一杯冒着蒸汽的开水或者热茶放到眼睛下面熏蒸，也可以用温热湿毛巾（42℃左右）敷在眼部，每次5～10分钟，每天进行2～4次。

五、睑板腺治疗

对于较严重的患者，可以到医院进行睑板腺治疗，包括较为彻底的热敷、雾化治疗以及按摩。有效的挤压按摩可以暂时性地疏通患者的睑板腺，缓解干眼症状，但是一段时间后，同样的堵塞情况可能再次出现，所以需要反复治疗，直到睑板腺功能改善。

除此之外，目前更为有效的手段是应用睑板腺治疗仪和睑板腺按摩仪。通过仪器治疗，可以较快地让堵塞的睑板腺通畅和恢复部分的分泌功能，改善不舒服的症状。

六、排除其他疾病

眼睛干涩不适时要到医院进行检查，以排除干燥综合征，排除泪腺问题等其他眼病。

七、放松心情，释放压力

高强度的脑力或者体力劳动加上巨大的精神压力会导致人的精神紧张，泪液质量下降，这也是导致干眼症的又一个原因。患了干眼症后难免会更加焦虑和痛苦，这时候我们更应当正确对待生活和工作中的压力、放松心情、调节好睡眠。除了上述的种种治疗方法，放松的心态、规律的作息对干眼症的治疗也是有利的。

第六节　如何正确看待干眼症？

许多患者对干眼症知之甚少，简单地将干眼症等同于视疲劳，其实不然。

干眼症是一种疾病，需要得到一定的重视。对于长时间用眼的人群，要特别注意用眼卫生，提高保健意识，预防干眼症；对于已经患了干眼症的患者，我们要从观念上发生改变，就像对待高血压和糖尿病一样，学会与干眼症共存。只有认真对待、积极治疗，才能保持良好的生活状态。

（黄　悦）

★ 微信扫码 ★

向本书作者在线提问
养生保健知识随身听

第九章 老年性睑内翻

导 读

——眼睛刺痛、磨得厉害，往往以为是眼睛里进了什么东西，用手揉、眼药水冲洗都无缓解。

——照镜子发现，自己的眼皮似乎有点"往里抠"（图9-1）。

如果您出现了这种症状，那么有可能是患上了老年性睑内翻。这种病尤其易在精神紧张、睡眠不足、血压高时出现甚至加重，明显影响生活质量。

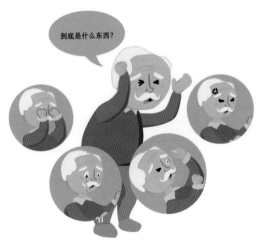

图9-1　眼睛总难受，原来是得了睑内翻

第一节　什么是老年性睑内翻？

正常情况下，我们的眼睑分上、下两部分，也就是老百姓常说的"上眼皮"和"下眼皮"。眼睑的边缘，我们称为睑缘，其上长有数排睫毛。正常情况下，睫毛有一定弧度，翘向外侧，与我们的眼球并没有接触（图9-2）。

而老年人因为眼睑皮肤松弛、眼轮匝肌痉挛和移位等原因，睑缘会向眼球方向卷曲，睫毛随之向内接触眼球，从而造成一系列的眼部刺激症状。

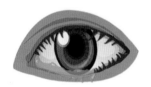

睑缘向眼球方向卷曲，从而睫毛随之向内接触眼球

图 9-2　睑内翻的外观

外观上，我们自己能看出来吗？对于睑内翻患者，如果对着镜子细细比较，自己是可以从外观上看出不同的。如果我们不能通过观察确定有无睑内翻，则可以试试以下方法：使劲闭一下眼睛，再睁开眼睛，观察睑缘内卷的情况。这个动作可以加强眼轮匝肌的收缩，使不明显的睑内翻暴露在我们眼前。

第二节 老年性睑内翻都有哪些危害？

老年性睑内翻的危害如图 9-3 所示。

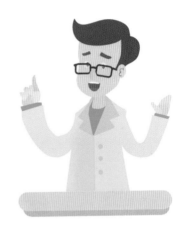

睫毛接触、刺激眼球，会出现明显的刺痛、流泪、畏光、肌肉痉挛等症状

睫毛就像一把小刷子，可划伤角膜，导致角膜上皮剥脱、糜烂，出现角膜瘢翳，严重的还会造成角膜感染

眼睑皮肤可出现湿疹、糜烂

图 9-3　老年性睑内翻的危害

第三节 老年性睑内翻需要治疗吗？如何治疗？

一、角结膜受损患者

可局部应用抗感染及促进角膜上皮修复的眼药水、眼膏。

二、眼部刺激症状明显者

可以用医用胶布将松弛皮肤临时固定，机械性缓解内翻，减轻症状，但是此方法并不能从根本上解决问题，只用于临时缓解症状。

三、根治方法

手术治疗。通过手术矫正眼睑，可以使睑缘、睫毛位置恢复正常，从而达到根治的目的。

第四节　对于老年性睑内翻我们需要注意哪些问题呢？

一、睑内翻=倒睫？

很多患者常将老年性睑内翻与倒睫混为一谈，其实这是两码事。倒睫是指睫毛的生长方向异常，尖端向眼球方向生长，使得睫毛接触角膜，从而出现刺激症状。而睑内翻是因为睑缘位置发生异常而使得睫毛接触眼球，两者是有区别的。

二、一定要做手术吗？拔掉睫毛不行吗？

很多患者认为，睑内翻使眼球不舒服的原因是睫毛接触眼球，那么把睫毛拔掉，问题不就解决了。

这种观点是完全错误的。把睫毛拔掉不仅不能从根本上解决问题，而且会使新长出来的睫毛毛根更粗，刺激症状会更明显。如果之后再决定做手术，新长的睫毛还会影响医生判断睑缘的位置，影响手术效果。

三、注重调理

如果患者存在睡眠不足、精神紧张、高血压等诱因的话，平时应注意调整全身情况。

第五节　睑内翻手术复杂吗？

老年性睑内翻手术操作较简单、时间短，局麻下就能进行，患者无须担心手术会有较大的痛苦。

第六节　睑内翻手术后还会复发吗？

像很多手术一样，睑内翻手术也是有一定的复发率的，但是复发只是少数，患者无须过于担心，而且该手术可重复进行。

（简天明）

第十章　老年性睑外翻

导　读

——出现流泪、眼睛刺痛、磨！

——眼睛露红肉肉了！

你可能得了老年性睑外翻（图10-1）。

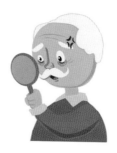

眼皮下垂，怎么还能看见里边的红色肉肉？

图 10-1　老年性睑外翻的表现

第一节　什么是老年性睑外翻?

正常情况下,我们上下眼睑的结膜是正常贴附于眼球表面的,对眼球起保护和润滑的作用。

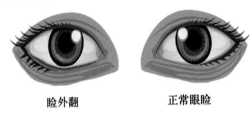

睑外翻　　　　正常眼睑

图 10-2　睑外翻眼与正常眼的外观对比

老年人的眼轮匝肌功能减弱,且眼睑皮肤及外眦韧带变得松弛,多种原因使得下眼睑常常不能很好地与眼球贴附。下眼睑自身的重量使之下坠,便出现了下眼睑外翻。老年性睑外翻,从外观上一般是能明显辨认的,如图 10-2 所示,右图显示的是正常眼睑睑缘,可见眼睑与眼球表面很好地贴附;左图显示的是老年性睑外翻的外观,可以看到下眼睑并没有与眼球贴附,并可见到红色的睑结膜,也就是上文提到的"红肉肉"(图 10-3)。

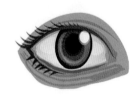

眼轮匝肌功能减弱,眼睑皮肤及
外眦韧带松弛,出现下眼睑外翻

图 10-3　睑外翻

第二节　只有老年人才会得睑外翻吗？

并不是只有老年人才得睑外翻，年龄并不是引起眼睑外翻的唯一因素。

瘢痕、面神经麻痹等也可引发睑外翻。如果支配轮匝肌的面神经麻痹而导致眼轮匝肌无力，则也可以造成眼睑外翻及眼睑闭合不全。

第三节　老年性睑外翻都有哪些危害？

一、流泪

在我们的下眼睑结膜上，有一个叫作泪点的结构，它就像一个小水管一样，可以把眼睛表面多余的泪液排出，并引流到泪道系统。

老年性睑外翻的患者因为眼睑脱离眼球，泪点不能与眼球壁很好地接触，所以常导致眼泪不能正常被引流，从而出现流泪的症状。

二、睑结膜损伤

眼睑外翻会使睑结膜部分或全部暴露在外，导致睑结膜表面的泪液蒸发、干燥。睑外翻刚开始的时候，可以只表现为眼局部充血，分泌物增多，伴有眼干、刺痛；长时间未进行治疗，则可导致结膜肥厚、角化等。

三、角膜损伤

睑外翻严重而形成眼睑闭合不全的患者，由于下方角膜长期暴露，不能得到眼睑的有效保护及泪液的滋润，很可能会出现暴露性角膜炎，甚至角膜溃疡等严重并发症。

第四节　老年性睑外翻需要治疗吗？如何治疗？

因睑外翻会使角膜暴露，所以患者应首先注意应用保护角膜、促进角膜上皮修复的药物，但是药物并不能从根本上解决问题，只为缓解症状，避免发生严重并发症。

手术仍是解决老年性睑外翻最有效的办法。通过手术矫正眼睑的位置，使眼睑与眼球正常贴附，从而达到根治的目的。

第五节　老年性睑外翻手术复杂吗？

根据病情的严重程度，采取不同的手术方式，一般均能局麻下进行，患者无须有太多顾虑。

（赵　亮）

第十一章　泪囊炎

导　读

——流泪！不管家里还是外面，这眼泪一流起来就不停。

——眼角擦得烂乎乎的，还时不时就有黏糊糊的东西挂着。有时候是白色的，有时候是黄白色的，还有异味，太苦恼了！（图 11-1）

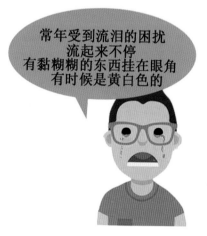

图 11-1　泪囊炎患者的苦恼

第一节 什么是泪囊？

泪囊是一个收集泪液的口袋，长约 12 mm，宽 4～7 mm。它位于内眼角偏下的深部，上边通到眼球表面，下边通到鼻腔，所以眼泪比较多时鼻涕也多，俗话讲"鼻涕一把泪一把"（图 11-2）。

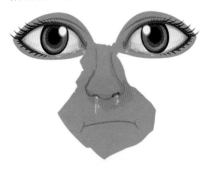

图 11-2 "鼻涕一把泪一把"

第二节 泪水的排出

通俗来讲，人的泪道系统就像下水道一样，正常情况下泪水就是经过这个下水道排到鼻腔当中的。当泪水不能从下水道排出时，就会从眼睑溢出，形成流泪。

具体来说，泪水经下水道排出的过程是这样的：泪水排到结膜囊后，经眨眼分布于眼球表面，并向内眼角汇集，再由泪小点、泪小管的虹吸作用进入泪囊。当我们眨眼时，泪囊部的眼轮匝肌就会发挥泪液泵的作用，促使泪液排出。泪液通过泪囊流入鼻泪管如图 11-3 所示。

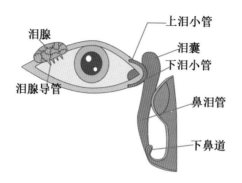

图 11-3　泪道系统

第三节　泪囊炎又是什么呢?

由于泪道因各种原因被阻塞,所以泪囊潴留泪水,细菌感染,从而出现炎症(图 11-4)。

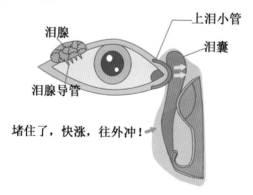

堵住了,快涨,往外冲!

图 11-4　流水不腐,户枢不蠹,恰似小小泪囊

第四节　导致泪囊炎的罪魁祸首是什么?

正常情况下，泪道黏膜完整，泪液引流通畅，且泪液具有一定的抗菌能力，所以正常的泪囊不容易发生炎症。而当鼻部炎症引起鼻泪管下端阻塞时，泪液排不出去，泪囊内容物就会发生潴留，进而滋生细菌，导致泪囊炎。如果细菌毒力不强，泪囊会出现持续慢性炎症，最终形成鼻泪管固定性阻塞；如果细菌毒力很强，那么泪囊炎就发生很快，脓液积聚，很可能会导致相邻的皮肤出现小洞或流脓。

第五节　为什么偏偏我得了泪囊炎呢?

有些患者可能会不解：大家都在有细菌的环境里生活，为什么偏偏是我得了泪囊炎呢?

泪囊炎的发生与以下几方面因素有关。

1.自身因素

患者自身骨性鼻泪管狭窄，管腔细小。

2.其他眼、鼻疾病

患有下鼻甲肥大、鼻中隔偏曲、鼻息肉的人，鼻泪管下端可能出现阻塞。鼻炎患者的鼻腔受到炎症刺激使黏膜肿胀，也可以诱发鼻泪管下端阻塞。感染性炎症也可直接扩散到鼻泪管，造成细菌积聚繁殖导致感染。此外，由于鼻窦和眼睛距离很近，鼻窦炎也可引起泪囊炎。特别是鼻窦中的筛窦，它离眼睛非常近，一旦发生炎症可以直接扩散到泪囊。此外，沙眼所致的结膜炎可以向下扩散至泪囊。

3.全身性感染

如罹患流行性感冒、猩红热、白喉、结核等感染性疾病的患者，细菌可以通过内源性血液传播，导致泪囊炎。

4.异物

从泪小点进入泪囊的睫毛或从鼻腔进入鼻泪管的异物均可导致泪囊炎（图 11-5）。

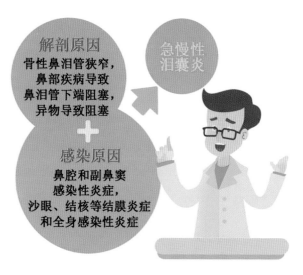

图 11-5　泪囊炎发病因素

第六节　泪囊炎的表现

泪囊炎的表现如图 11-6 所示。

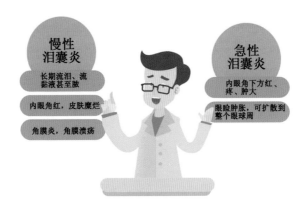

图 11-6 泪囊炎的表现

第七节 泪囊炎有哪些危害？

泪道就像下水道一样，如果阻塞了，里面就会堆积很多脏东西。泪囊炎就是泪道阻塞后发生的一种感染性炎症（图 11-7）。

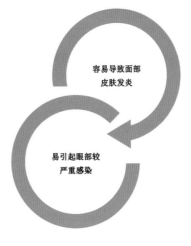

图 11-7 泪囊炎的危害

第八节　得了泪囊炎，该怎么办呢？

对于泪囊炎，我们首先需要应用抗生素，也就是老百姓口中的"消炎药"来治疗。患者不仅要遵医嘱按时点眼，必要时还需要口服抗生素来对抗细菌。

除了常规的抗感染治疗，我们还要解除泪道的阻塞，具体方法有探通、激光、泪道置管、泪囊-鼻腔吻合术（DCR 手术）等，具体情况，医生会根据病情和基础情况为您提出最合适的方法（图 11-8）。

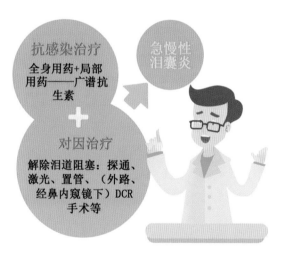

图 11-8　泪囊炎的治疗

第九节　滴眼液如何使用？

泪囊炎患者要学会正确使用滴眼液，否则药水不能进入泪囊，就无法杀死泪囊里的细菌。用药前，必须要进行反复多次的泪囊按摩，这样才能把泪囊内积存的分泌物排出来。清理干净分泌物后，记得要洗净双手后再滴眼药水。

按摩方法：用食指或拇指指腹按住内眼角（内眦），然后朝鼻孔方向挤压；用食指或拇指指腹按住内眼角（内眦）的位置，然后朝同侧眼球的方向挤压，以挤出泪囊里潴留的泪液或者脓液。每次挤压过后使用干净的棉签擦净挤出的眼泪或者脓液，然后再根据需要滴上抗生素眼药。

第十节　泪道冲洗探通

泪道冲洗探通是辨明症因的必要方法，既是检查方法，也是治疗手段。泪道冲洗探通通常在治疗室实施，需要患者躺下配合治疗。泪道冲洗可以将泪囊内积存的黏液脓性分泌物冲出，洗净后注入抗生素，杀菌效果很好。泪道探通是在泪道冲洗的基础上，使用一个探针实施探查。探针较长，顺着泪道自然走行方向进行探查（图 11-9）。如泪道中某一部位堵塞，也可使用探针刺破阻塞处，达到治疗的目的。这个过程有时会引起泪道出血，但患者不必惊慌，这种少量的出血或血泪，会很快消失自愈。

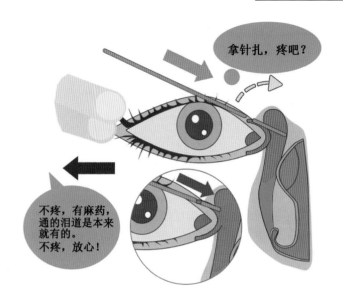

图 11-9　泪道冲洗探通

第十一节　泪道也可以造影？

近年来，随着 CT 检查的普及，X 线平片使用越来越少。眼眶 CT 扫描可以获得清晰的解剖关系。注入造影剂后拍摄眼眶 CT，可以辨识泪道阻塞的位置，泪囊的位置、形态、与周围组织的关系，特别是鼻腔的情况。一些鼻腔或鼻窦病变和罕见的泪囊肿瘤，也能够在术前得以识别，避免了误诊误治。泪道造影对判断病因、指导手术治疗具有非常重要的价值。

（林婷婷）

第十二章 老 视

导 读

随着年龄增长，您是否会出现下面的一些用眼习惯呢？

将书本或报纸远离眼睛

摘掉眼镜来看近处的事物

……

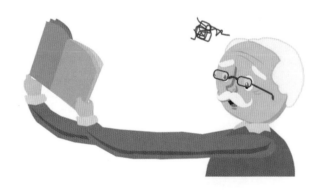

图 12-1　把书拿远些看反而清楚

　　如果您出现了上述的用眼习惯，说明您很有可能出现了老视的现象（图 12-1）。那么，什么是老视呢？接下来就让我们一起来了解老视的前世今生吧！

第一节　什么是老视?

　　老视，就是俗称的老花眼。随着年龄增长，眼球晶状体逐渐硬化、弹性下降，而且眼内肌肉的调节能力也随之减退，导致变焦能力降低（图 12-2）。因此，当看近物时，由于影像投射在视网膜时无法完全聚焦，故发生近距离视物困难，这种现象称为老视。

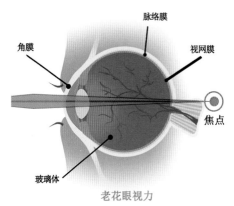

老花眼视力

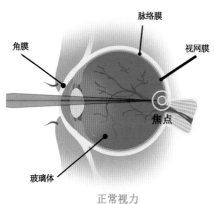

正常视力

图 12-2　老视与正常视力

老视是一种生理现象，是人生的必经阶段，老视不是病态，也不属于屈光不正。

第二节　老视是怎么发生的？

眼球在自然状态下，看远处时不需要用力，可以很轻松、很舒服地看。但是看近处的地方就需要聚焦了，眼球就必须要用力来"调节"，就好比照相机需要变焦一样。

这种调节的能力，到了40岁以后就会日渐丧失，从而造成看近物无法聚焦，出现花眼。如果把眼睛比作一架照相机，那么老视现象就相当于照相机的变焦能力出现了问题，需要我们调整"镜头"来获得清晰的图像。

第三节　老视受哪些因素影响？

第一，人的年龄越大，晶状体的调节能力越弱，照相机变焦能力越弱，看近时需要加个凸透镜来帮助我们聚焦。

第二，远视眼比正视眼更早出现老视现象，近视眼比正视眼更晚出现老视（图12-3）。

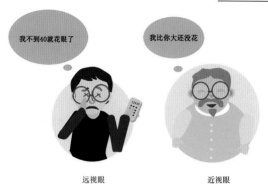

图 12-3 远视、近视对老视的影响

第三，从事近距离精细工作者容易更早出现老视的症状。

第四，服用胰岛素、抗焦虑药、抗抑郁药、抗精神病药、抗组胺药、抗痉挛药和利尿药的患者，由于药物对睫状肌的作用，所以会较早出现老视症状。

第四节 老视的表现

老视的表现如图 12-4、12-5 所示。

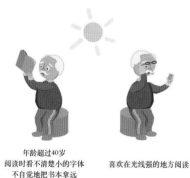

年龄超过40岁
阅读时看不清楚小的字体
不自觉地把书本拿远

喜欢在光线强的地方阅读

图 12-4 老视的表现（一）

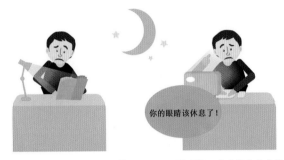

晚间阅读时喜欢将灯光移近，甚至将灯光放在阅读物与眼之间才觉得舒适

眼酸胀、头痛等疲劳症状

你的眼睛该休息了！

图 12-5　老视的表现（二）

（李　钢）

第五节　老花眼了怎么办？

一、佩戴矫正眼镜

佩戴老花眼矫正框架眼镜是最常用的方法。眼镜主要包括单光镜、双光镜和渐进多焦点镜三种类型。

1.单光镜

为当前最为普及的框架眼镜，优点是价格便宜、对验配技术要求低，缺点是只可用于视近，使用上欠方便。

2.双光镜

即具有两个不同屈光力区域（两个焦点）的凸透镜，解决了远近视力的问题，但存在像跳的光学缺陷，且存在"分界线"，影响美观、易暴露年龄。

3.渐进多焦点镜

在所有距离均可提供清晰视觉,逐渐弥补了单光镜和双光镜的缺陷,但渐变多焦点镜在使用初期会有不适感,需要一个适应的过程(图12-6)。

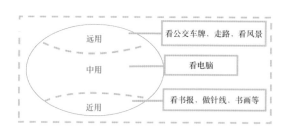

图 12-6　渐进多焦点眼镜原理

二、老视手术

现在越来越多的中老年人对生活提出了更高的要求,希望能够摘掉讨厌的老花镜,一是因为戴镜的确不方便,二是佩戴老花镜不断加深的过程意味着衰老的过程,让很多心态非常年轻的中老年人无法接受。人们希望求助于配镜以外的方法来解决老花眼的问题,于是,老视手术应运而生。

目前比较成熟的老视手术有准分子激光手术等。此外,也可以通过白内障手术后植入可调节或多焦点人工晶状体来矫正老花眼。

第六节　老视常见疑问

一、老视等同于远视？

老视与远视的区别如图 12-7。

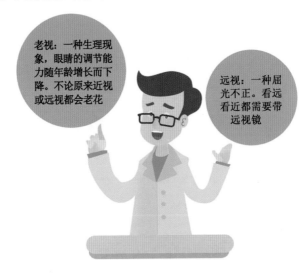

老视：一种生理现象，眼睛的调节能力随年龄增长而下降。不论原来近视或远视都会老花

远视：一种屈光不正。看远看近都需要带远视镜

图 12-7　老视≠远视

二、老视的度数会不会因为戴老花镜时间长而增加？

就算您一直不戴老花镜，老视的度数也是会逐渐增加的。通过老视的定义我们可以知道，老视不是屈光不正，而是我们身体衰老的一种表现。老视只和年龄有关，所以它会随着年龄的增长而增长。

对于需要配镜且原先没有近视或远视的老年人，可以参考如下度数配镜：45 岁+1.0D，48 岁+1.50D，50 岁+2.0D，55 岁+2.50D，60 岁

+3.00D，60 岁以上一般不需要再增加度数（图 12-8）。

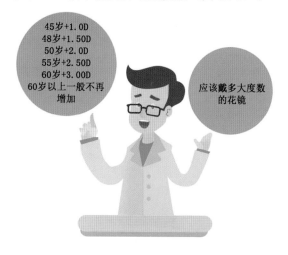

45岁+1.0D
48岁+1.50D
50岁+2.0D
55岁+2.50D
60岁+3.00D
60岁以上一般不再增加

应该戴多大度数的花镜

图 12-8　老视配镜参考

三、感觉原有老视的度数在下降，是怎么回事？

人的衰老是不可逆的，老视是因年龄增长而出现的正常生理现象，老视的度数是不会下降的。如果您以前在看近物的时候需要戴老花镜，某一天发现不需要戴镜也能看清了，那么您可需要提高警惕了，因为您很有可能在老视的基础上同时患上了白内障。

白内障也是一种老年人易患的疾病，其发生会导致眼睛出现类似近视的症状，近视远视相抵，会出现"老视度数下降"的假象。所以您发现您的老视度数降低了，最好去医院进行详细的检查，以确定是不是同时患上了白内障（图 12-9）。

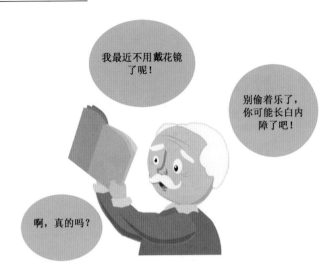

图 12-9　老视合并白内障

四、为什么我戴上老花镜，在看近处的时候依然看不清呢？

可能是您老花镜的度数不合适。排除了验光问题后，看近处事物的清晰度取决于您的矫正视力（看远的视力），只有矫正视力能够达到正常标准，才能获得比较好的视近效果。

五、通过验光配的老花镜和现成的老花镜有什么区别？

大部分人左右眼睛的度数不一样，双眼瞳距也因人而异。

现成的老花镜度数和瞳距都是固定的，不一定和您的眼睛相匹配。而验光配的老花镜会根据每个人的眼部参数来制作，更加适合您的眼睛，也更不容易由于度数不合出现头晕头痛的情况（图 12-10）。

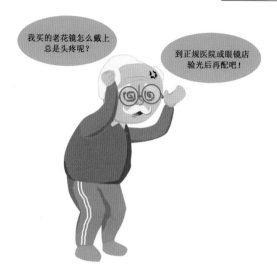

图 12-10 验光配镜

（杜 蓓）

想要与同读本书的
读者交流分享？

微信扫码，根据对话
指引，加入本书读者
交流群。